LES SCIATIQUES

LEURS TRAITEMENTS

L. LORTAT-JACOB

ET

G. SABAREANU

Les Sciatiques : leurs Traitements

2ᴱ ÉDITION, REVUE

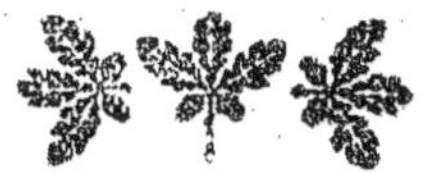

MASSON ET Cⁱᴱ, ÉDITEURS

120, BOULEVARD SAINT-GERMAIN, 120

PARIS

LES SCIATIQUES

LEURS TRAITEMENTS

PAR

L. LORTAT-JACOB & **G. SABARÉANU**

Ancien Interne des Hôpitaux,
Ancien chef de Clinique de la Faculté de Paris.

Ancien Interne
des Hôpitaux de Paris.

2ᵉ ÉDITION REVUE

MASSON ET Cⁱᵉ, ÉDITEURS

LIBRAIRES DE L'ACADÉMIE DE MÉDECINE

120, BOULEVARD SAINT-GERMAIN, PARIS

1913

*Au lendemain de l'apparition de ce livre la mort de
G. Sabaréanu interrompait une collaboration amicale de
vingt années.*

*Seul, j'ai dû remanier et compléter cette seconde édition
mais c'eût été, pour moi, perdre deux fois mon ami que de
séparer du mien son nom qui y vit à chaque page.*

L. LORTAT-JACOB.

LES SCIATIQUES

ET

LEURS TRAITEMENTS

I

HISTORIQUE

LA sciatique paraît avoir été décrite par les anciens qui confondaient sous le nom d'ischias toutes les affections douloureuses du membre inférieur.

Sa véritable histoire commence avec Cotugno en 1764, il la distingua des autres affections et la baptisa du nom d'*ischias nervosa postica*.

Les auteurs qui suivirent la dénommèrent maladie de Cotugno, pour rendre hommage à celui qui le premier en avait retracé avec tant de justesse les caractères cliniques.

Cette description fut complétée en 1841 par Valleix, qui y ajouta les points portant son nom, et par Romberg qui chercha à en donner une interprétation pathogénique.

Lasègue mit au point le tableau symptomatique et décrivit une forme bénigne et une forme grave.

M. Landouzy fixa définitivement en 1875 l'importance clinique de la *sciatique névrite* opposée à la *sciatique névralgie*, attira l'attention sur l'adipose locale, le refroidissement du membre malade et les relations fréquentes de la sciatique avec la tuberculose.

Charcot, Guinon et Parmentier constatent la fréquence des sciatiques partielles, Charcot, Babinski, Brissaud la déformation du tronc ; plus tard Brissaud divise les scolioses en scolioses croisées et homologues, et décrit la sciatique spasmodique.

MM. Debove et Raymond de Metz insistent sur la polyurie au cours des sciatiques.

Quant aux troubles de la sensibilité, ils furent pour la première fois remarqués par Rousset en 1804, par Martinet en 1825 ; Lagrelette (1869) et Hubert-Valleroux (1870). Phulpin (1895), Dubarry (1902) insistent sur les zones de troubles sensitifs répartis en îlots ou en territoires étendus sur toute une face ou tout un segment de membre.

Mais ces différents auteurs n'envisagent qu'un côté de la question et l'étude de la sensibilité dans les névralgies sciatiques n'aurait conduit à aucune conséquence diagnostique et thérapeutique sans les recherches du Professeur Déjerine, qui mirent en lumière toute la valeur des troubles de la sensibilité à topographie radiculaire dans la sciatique, en montrèrent la fréquence et établirent les relations étroites qui unissent certaines de ces sciatiques à la syphilis.

Dès 1900, sous l'influence de l'enseignement du Professeur Déjerine l'un de nous, pendant son internat, eut l'occasion d'examiner nombre de sciatiques où prédominaient les troubles de la sensibilité dans le domaine des racines lombo-sacrées ; en 1904 Lortat-Jacob et Sabaréanu, ayant observé d'autres cas, à Laënnec, dans le service du Professeur Landouzy, font une étude d'ensemble de ces sciatiques, auxquelles ils donnent le nom de sciatiques radiculaires. Cette forme clinique prend dès lors sa place à côté des sciatiques névrites et névralgiques.

Ces constatations touchant la topographie radiculaire au cours de la sciatique furent confirmées par MM. Gauckler, Roussy, Gavazenni, Camus, Sézary, Bertéol, etc.

Les troubles paralytiques eux-mêmes peuvent affecter dans certaines sciatiques, un territoire musculaire à l'exclusion d'un autre : nous envisageons au chapitre des formes ces faits que, dans ses cliniques de 1912, le Professeur Déjerine a groupés sous le nom de *sciatiques radiculaires dissociées*.

Au point de vue du traitement le diagnostic précis du siège de la lésion peut avoir une importance réelle et il convient, ainsi que le font remarquer MM. Pitres et Verger

« de distinguer les sciatiques d'origine périphérique, les sciatiques de cause radiculo-médullaire, les sciatiques d'origine centrale ». A ces différentes formes, sont applicables des méthodes de traitement également différentes.

C'est ainsi que le médecin peut mettre à profit suivant les cas, les injections profondes, loco dolenti, ou les avantages des injections épidurales dans les formes rebelles de la sciatique radiculaire.

II

ANATOMIE MÉDICALE

A toutes les étapes de l'exploration clinique d'un malade atteint de sciatique, le médecin a besoin de faire appel à ses connaissances de l'anatomie du nerf.

Nous en retracerons rapidement le trajet et les rapports en insistant particulièrement sur l'importance des points qui concernent l'affection.

Le sciatique le plus gros et le plus grand nerf de l'organisme résume à lui seul la presque totalité du plexus sacré, dont il partage la physiopathologie.

a) RACINES DU NERF SCIATIQUE. — Il naît des branches antérieures de la 5ᵉ racine lombaire et d'une anastomose de la 4ᵉ lombaire, réunies aux branches antérieures des 4 premières racines sacrées.

Au cours de leur trajet dans le canal vertébral ces racines sont parallèles et accolées en faisceau, et cette disposition permet déjà de comprendre les propagations morbides qui pourraient se faire des unes aux autres.

La planche ci-contre montrera mieux que toute description l'origine et la formation radiculaire du nerf sciatique.

Les racines abordent les trous de conjugaison correspondants et contractent là des rapports intimes avec les méninges qui leur forment un collier.

Des vaisseaux importants les suivent dans ce parcours.

A la sortie des trous de conjugaison les racines se divisent en branches antérieures et postérieures.

Il est nécessaire de considérer au point de vue des connexions anatomiques le *nerf radiculaire* qui, comme nous le verrons plus loin, peut être le siège de lésions qui expliqueront la séméiologie de la sciatique radiculaire.

NERF RADICULAIRE. — GAINE MÉNINGÉE RADICULAIRE. — Les deux racines, antérieure et postérieure, sortent de la dure-mère par un ou par deux orifices, et cheminent ensuite accolées l'une à l'autre ; la racine postérieure traverse le ganglion rachidien, la racine antérieure le contourne, puis les deux racines se fusionnent en un tronc commun périphérique.

On appelle *nerf radiculaire*, ou *nerf de conjugaison*, la partie accolée des racines qui est comprise entre l'orifice de a dure-mère et le point où la racine postérieure atteint le pôle supérieur du ganglion. Cette portion des racines est tout particulièrement intéressante, à cause de la gaine

méningée qui l'accompagne, au moment où les racines
perforent la dure-mère. Celle-ci en effet s'invagine en un
entonnoir allongé qui accompagne plus ou moins loin
les racines et finit par s'accoler au névrilème et se fusion-
ner avec lui, à un niveau variable, mais toujours au voisinage

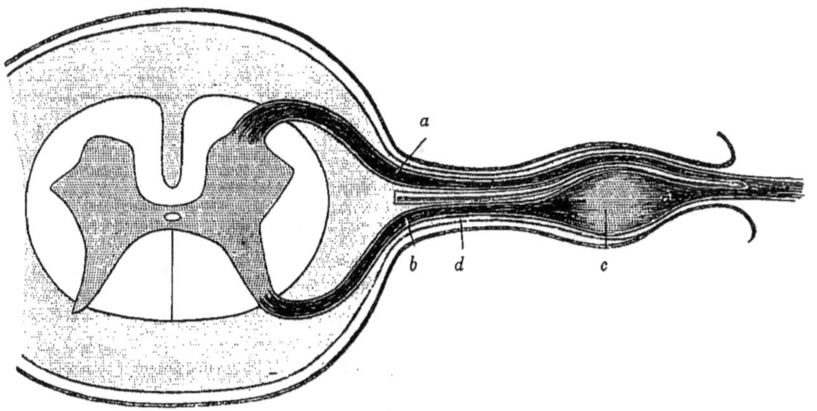

Fig. 1. — Nerf radiculaire.
a, racine antérieure ; *b*, racine postérieure ; *c*, ganglion ; *d*, prolongement méningé.

du pôle supérieur du ganglion rachidien. Une expansion de
la gaine durale sépare les deux racines l'une de l'autre.

L'arachnoïde, elle aussi, s'engage avec les racines par
l'orifice dural, et forme également une gaine qui descend
jusqu'au voisinage du ganglion, et qui vient se perdre sur
le névrilème. Les espaces sous-arachnoïdiens se prolongent
donc sur le nerf radiculaire jusqu'au voisinage du pôle supérieur du ganglion ; le nerf radiculaire est baigné par

conséquent de liquide céphalo-rachidien. Il a, en quelque sorte, les mêmes enveloppes que la moelle elle-même : la pie-mère qui forme son névrilème, l'arachnoïde qui emprisonne autour de lui le liquide céphalo-rachidien, la dure-mère qui lui forme une gaine complète.

L'ensemble de ces enveloppes constitue la *gaine méningée radiculaire* qui joue un rôle important dans les méningites et leurs séquelles, dans les radiculites et la sciatique radiculaire.

b) PLEXUS SACRÉ. — Les branches antérieures des racines lombo-sacrées précitées forment le *plexus sacré*.

Ce plexus a une forme de triangle dont la base répond à la colonne vertébrale à partir du dernier trou de conjugaison de la colonne lombaire jusqu'au quatrième trou de conjugaison de la colonne sacrée, et dont le sommet répond à la grande échancrure sciatique.

On voit donc qu'il est entièrement intrapelvien, couché sur la face antérieure du sacrum dont il n'est séparé que par le muscle pyramidal.

Sa face antérieure est recouverte par l'aponévrose pelvienne supérieure au delà de laquelle se trouvent les organes du petit bassin (rectum, vessie, prostate, organes génitaux de la femme, péritoine).

Du sommet du triangle de ce plexus part le *tronc du nerf sciatique*.

c) TRONC SCIATIQUE. — Celui-ci émerge de la grande échancrure sciatique à sa partie inférieure, descend, en se coudant à angle droit, pour traverser la fesse, la partie profonde de la région postérieure de la cuisse, et se divise, à quatre travers de doigt au-dessous de l'interligne articulaire fémoro-tibiale, en ses deux branches terminales : sciatique poplité externe et sciatique poplité interne.

Anatomiquement on distingue deux portions au sciatique : l'une fessière, l'autre fémorale.

Dans la *portion fessière* le nerf est placé par rapport aux os dans une gouttière formée, en dehors par le grand trochanter, en dedans par l'ischion ; le fond de la gouttière est représenté par le col fémoral.

De l'os fémoral il est séparé par les muscles carré crural et les deux jumeaux.

Il est recouvert en arrière par le grand fessier, et il est accompagné par les vaisseaux inférieurs du muscle grand fessier, par l'artère ischiatique et le petit nerf sciatique.

Dans *la portion fémorale* il se cache profondément.

En rapport intime à la cuisse avec la ligne âpre il correspond aux faisceaux du grand adducteur et à la courte portion du biceps.

A sa face postérieure, il est recouvert du haut en bas par la longue portion du biceps et vient se loger ensuite dans une gouttière verticale constituée en dehors par la longue portion du biceps et en dedans par le demi-tendineux et le demi-membraneux.

Dans ce long trajet, nombreuses sont les causes qui peuvent provoquer la souffrance du nerf. Médicalement, on pourrait envisager un segment rachidien, un segment pelvien, un segment tronculaire.

a) LE SEGMENT RACHIDIEN peut être intéressé par les différentes affections des méninges, dont la moindre lésion se manifestera par une symptomatologie parfois étendue, en raison du voisinage intime des racines réunies en faisceaux.

Dans le même trajet rachidien, les altérations osseuses peuvent agir sur les racines en les comprimant ou en les envahissant, comme dans le cancer vertébral, le mal de Pott, les exostoses, les gommes, etc... qu'il faut dépister ou reconnaître en cas de sciatique radiculaire.

b) LE SEGMENT PELVIEN se ressentira de son voisinage avec les organes du petit bassin, de telle façon que des névralgies pourront se montrer au cours des affections les plus disparates, comme celles du rectum, de la vessie, de la prostate, des annexes, etc.

Il est évident que le mécanisme dans ces cas différents ne saurait être le même.

Tantôt il s'agira de compression directe (cas des tumeurs comprimant le plexus) tantôt il s'agira de ganglions secondairement envahis et intéressant le sciatique ; tantôt enfin, la douleur sera provoquée par la voie réflexe sympathique, comme dans le cas d'orchite ou d'urétrite.

On voit donc combien cette portion pelvienne intéresse le médecin et le chirurgien, en ce sens que souvent le diagnostic de la sciatique mettra sur la voie de certaines affections pelviennes qui auraient pu rester latentes, sans la manifestation sciatique.

c) Le segment tronculaire est tout particulièrement important pour le médecin.

Ce segment représente le tronc nerveux qu'il devra explorer et palper, au cours de l'examen clinique ; il devra bien connaître son trajet pour le traiter opportunément ou l'éviter dans le cas d'injections profondes.

α) *Pour l'explorer* : Le sciatique est couché sur un plan résistant sur lequel il pourra être comprimé : aussi est-ce là qu'on l'explore directement, dès que l'on soupçonne son altération, en recherchant les points de Valleix. C'est ainsi que l'on obtiendra la production du signe de Lasègue, en faisant fléchir la cuisse sur le bassin, la jambe étant dans l'extension. Pour cette manœuvre on cravate le col fémoral par le sciatique plus énergiquement tendu.

β) *Pour le traiter* : on portera les injections profondes de sérum artificiel ou de sérum analgésique le plus près possible de son passage ou dans sa gaine même : aussi les auteurs ont-il précisé ce lieu d'élection par des points de repère.

Malgaigne, Richet se laissaient guider par l'épine sciatique, point osseux profond et difficile à trouver.

Brissaud, Sicard et Thanon mettent le sujet sur le côté, la cuisse et la jambe à moitié fléchies, et enfoncent l'aiguille longue de la seringue à deux travers de doigt de la tubérosité ischiatique sur une ligne tracée entre l'articulation sacro-coccygienne et le trochanter.

A. Baudouin et Fernand Lévy réunissent par une ligne l'articulation sacro-coccygienne au bord postéro-externe du grand trochanter. Sur cette ligne et à un pouce en dehors de l'union de son tiers interne avec ses deux tiers externes, ils font l'injection.

γ) *Pour l'éviter* : Si pour traiter le nerf il suffit d'injecter directement dans sa gaine, il faut, pour l'éviter, se tenir à distance non seulement du tronc lui-même, mais en dehors d'une certaine zone dangereuse de voisinage.

Pour ce faire, les auteurs ont délimité les points de la région fessière, particulièrement opportuns, quand il s'agit d'y faire des injections mercurielles profondes.

Les points admis par les auteurs, où l'on peut injecter le mercure sans atteindre d'aucune façon le sciatique, sont les suivants[1] :

1° Le point de Smirnoff, placé dans la région rétro-tro-

---

1. Emery et Chatin, *Thérapeutique clinique de la syphilis.*

chantérienne au niveau des insertions du carré crural et des jumeaux, sur l'os fémoral.

2° Le point de Galliot répondant à l'union de deux lignes : l'une verticale parallèle au pli interfessier et à deux travers de doigt en dehors de lui ; la seconde horizontale passant à deux travers de doigt au-dessus du grand trochanter.

3° Le point de Fournier, qui est plutôt un espace, répond au tiers supérieur de la fesse ; il est formé par une partie du muscle moyen fessier.

4° Le point de Barthélemy est placé au milieu de la ligne qui réunit l'épine iliaque antéro-supérieure à l'extrémité supérieure du pli interfessier, sur le bord supérieur du muscle grand fessier.

La multiplicité de ces points indique qu'on peut faire les injections mercurielles profondes, intra-musculaires, un peu partout à la face postéro-latérale de la fesse, sauf au niveau du grand nerf sciatique, aussi, en général, cherche-t-on maintenant à déterminer plutôt le trajet et la zone qu'il occupe que les points précédents.

Le trajet du sciatique se reconnaît assez facilement en menant une ligne verticale, parallèle à l'axe de la cuisse et passant au milieu de l'espace ischio-trochantérien ; sa limite supérieure s'arrête à deux travers de doigt au-dessus de l'extrémité supérieure du grand trochanter, sa limite inférieure est au niveau du pli fessier. La zone du grand nerf

sciatique, qu'il faut éviter encore dans les injections mercurielles profondes, a ses limites latérales à un travers de doigt
de chaque côté de la ligne qui indique le trajet du nerf.

Le trajet fessier et fémoral du nerf sciatique, sa situation
et ses rapports nous expliquent les raisons de sa vulnéra-
bilité plus grande et la facilité de son exploration dans certains endroits.

Ce sont ces points que Valleix a mis en évidence :

Le point fessier est obtenu par la pression du nerf à sa
sortie de la grande échancrure sciatique.

Le point ischiatique est dû à la compression du nerf dans
la gouttière ischio-trochantérienne contre le plan profond
résistant.

Les points fémoraux répondent à la palpation du nerf
appliqué en partie contre le fémur.

Ces derniers points sont d'ailleurs moins douloureux
que les précédents en raison des plans musculaires avec
lesquels le nerf est en rapport.

Les points suivants : *apophysaire de Trousseau, lombaire,
sacro-iliaque,* situés en dehors du territoire du nerf sciatique ont une explication plus complexe. Ils représentent
les points d'émergence sous-cutanée des filets terminaux
issus des branches postérieures des racines lombo-sacrées
dont les branches antérieures contribuent à former le plexus
sacré.

On s'explique donc qu'une lésion du plexus sacré retentisse indirectement sur ces filets terminaux.

D'ailleurs il est de règle d'observer en clinique des paresthésies dans la région lombaire, sacro-iliaque, en un mot dans des régions où le nerf sciatique ne passe pas. L'anatomie nous en fournit l'explication par la présence dans ces régions de branches radiculaires postérieures.

Ces points seront d'autant plus nets que l'on aura affaire à une radiculite ; néanmoins on les constate également au cours des sciatiques tronculaires et dans ce cas leur pathogénie relève de la propagation par voie réflexe, tandis que dans le cas de radiculite, il semble rationnel d'admettre qu'il s'agit de propagation directe de l'inflammation à la racine.

Le point iliaque sera dû, pour Valleix, à la douleur manifestant l'altération de la branche transverse du fessier supérieur.

Le point rotulien est causé par la pression douloureuse d'un rameau articulaire du tronc sciatique.

Les nerfs sciatique poplité externe et sciatique poplité interne sont les deux branches de division terminale du sciatique.

Le nerf sciatique poplité externe se dirige en bas et en dehors, contourne le condyle externe du fémur, étant placé là sur l'aponévrose poplitée, passe en arrière de la tête du péroné, contourne la face externe du col de cet os, en diagonale et débouchant à la face antéro-externe de la jambe, se divise en ses branches terminales.

Étant donné ces rapports on voit que le nerf sciatique poplité externe peut être comprimé dans le creux poplité contre le condyle fémoral (*point poplité*) et contre la tête du péroné (*point péronier*). Ce dernier est un des points les plus nets en raison de la superficialité du nerf et du plan résistant sur lequel il repose.

Le nerf *sciatique poplité interne* et les branches terminales du sciatique poplité externe donnent peu de renseignements à la palpation, cependant on peut citer le *point malléolaire* externe, en arrière de la malléole externe et qui est dû au nerf saphène externe.

Le point dorsal du pied est lié à la souffrance du nerf tibial antérieur comme le *point plantaire externe* à celle du nerf plantaire externe.

Ces détails sont indispensables pour aborder l'étude de la symptomatologie de la sciatique et nous rendent compréhensibles les différentes localisations douloureuses.

C'est par la distribution périphérique du nerf que s'expliquent les troubles de la sensibilité objective dans les névrites et les névralgies sciatiques, dans les sciatiques tronculaires ; quant aux troubles radiculaires de la sensibilité objective et subjective, ils trouvent leur explication dans la distribution des racines qui composent le nerf et se rendent aux différents territoires cutanés du membre inférieur.

Nous préférons réserver cet exposé à la description du type de la sciatique radiculaire, étudiée plus loin.

Il nous reste à envisager les lésions du sciatique et l'interprétation des troubles trophiques observés au cours de cette affection.

III

ANATOMIE ET PHYSIOLOGIE PATHOLOGIQUES

1. Anatomie pathologique. — Ce chapitre comporte peu de développement, en raison du petit nombre de cas, relatés où l'on eut à pratiquer l'examen microscopique du nerf sciatique.

Les quelques cas d'examen de sciatiques ont trait le plus souvent à des interventions chirurgicales, motivées par des tumeurs, des compressions du nerf sciatique. Dans ces cas on note des lésions de périnévrite variables d'ailleurs d'intensité avec les tumeurs qui les ont occasionnées. Parfois elles témoignent de l'envahissement du tissu nerveux lui-même par un néoplasme et reproduisent le type de la névrite cancéreuse. Des réactions inflammatoires primitives ou secondaires se font voir autour du tronc nerveux et expliquent la fréquence de la *périnévrite* qui joue toujours un rôle important dans ces douleurs.

Dans certains cas ce sont les dilatations variqueuses des veinules qui entourent la gaine du nerf qui ont été notées (Quénu). Cotugno, Baeresprung, Janet ont noté l'œdème du nerf; la tuméfaction du nerf (Fernet). L'intégrité des fibres nerveuses dans les cas où l'examen a eu trait à des cas de sciatique en dehors des faits appartenant à une généralisation cancéreuse est notée habituellement : ce sont surtout les inflammations et les réactions conjonctives interstitielles qui prédominent.

Ces résultats cadrent avec ce que la clinique enseigne dans les cas de névralgie sciatique où les douleurs se montrent comme des conséquences de lésions de périnévrite, ayant un caractère accidentel; ces lésions se présentant comme des déterminations passagères d'une infection ou d'une intoxication générale sur la gaine du nerf, sur les vaisseaux et sur les éléments conjonctifs.

Différentes sont les lésions qui caractérisent la *sciatique radiculaire*.

Les autopsies encore peu nombreuses, sont cependant plus explicites sous le rapport histologique que celles qui visent la sciatique tronculaire proprement dite.

L'envahissement des racines du sciatique a été constaté par Tinel, Gastinel dans un cas de sciatique radiculaire tuberculeuse.

Les auteurs ont noté à l'examen microscopique une sclérose du nerf sciatique et une série de gros nodules fibreux
cicatriciels siégeant sur le trajet des racines lombo-sacrées.

Sur les racines postérieures, un noyau fibreux important
épaissit les méninges radiculaires et dissocie les faisceaux

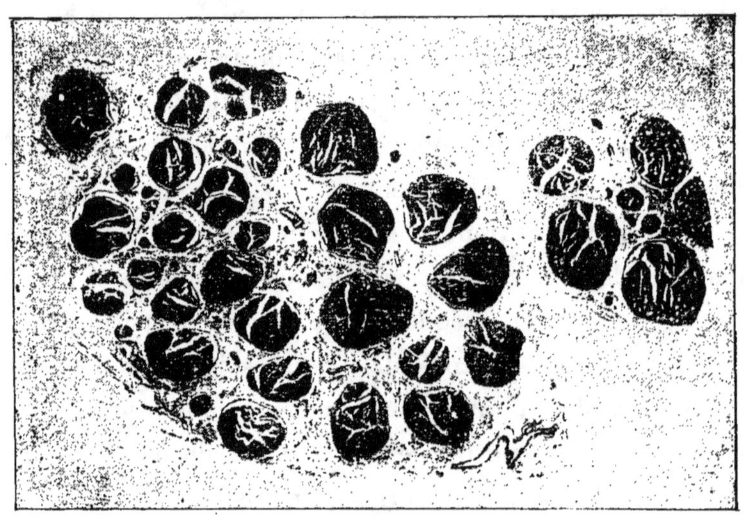

Fig, 2. — Sciatique radiculaire avec sclérose interstitielle.
(J. Tinel et Gastinel, *Rev. Neurologique*, 1911).

nerveux. Dans la paroi méningée de la IIIe racine lombaire, on note un petit tubercule entouré d'un anneau
fibreux.

Le sciatique présente un épaississement de névrilème
et des travées conjonctives interstitielles avec simple tasse-
ment des fibres nerveuses sans dégénérescence appréciable.

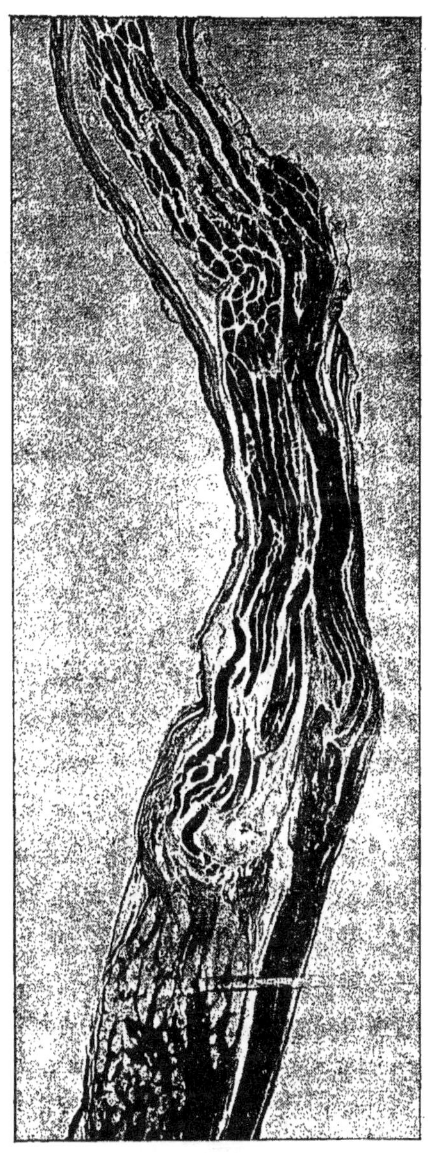

Fig. 3. — Nodule cicatriciel.
(2ᵉ racine sacrée gauche).
(J. Tinel et Gastinel, Rev. Neurologique, 1911).

Il existe dans ce cas association de lésions de radiculite et de névrite.

La même toxi-infection méningée peut donner naissance aux deux ordres de lésions ; elle peut porter son action avec prédominance au point fragile du nerf radiculaire, dans la région de filtration du liquide céphalo-rachidien, là où se sont accumulés, au-dessus du ganglion, à la terminaison de la gaine méningée radiculaire, les corps microbiens et les éléments figurés et de plus la tuberculose peut également provoquer dans le ganglion comme dans le nerf, la sclérose des travées et des espaces conjonctifs.

Ces constatations anatomiques sont intéressantes et nous insisterons sur quelques points qui permettent de les comprendre.

Il faut remarquer que ce sont les racines postérieures qui sont prises avec prédilection. Ce fait s'explique par la disposition anatomique du *nerf radiculaire* (Nageotte, Cestan et Sicard) et de la gaine radiculaire, ainsi que nous l'avons dit en étudiant le nerf radiculaire au point de vue anatomique.

A l'intérieur du fourreau dural, un *prolongement arachnoïdien* accompagne les racines. Ce prolongement se perd sur le névrilème. Les racines sont donc entourées d'une gaine séreuse, en communication directe avec les espaces

sous-arachnoïdiens et baignée de liquide céphalorachidien.

Le prolongement arachnoïdien est d'autant plus long,
c'est-à-dire se prolonge d'autant plus loin sur les racines,
qu'on envisage les racines les plus inférieures. Très courte
à la région cervicale et dorsale, la gaine radiculaire est très
profonde à la région lombaire, où elle atteint 10 à 15 millimètres et coiffe souvent l'extrémité du ganglion dont le
pôle supérieur se trouve par conséquent baigné de liquide
céphalorachidien. En outre, fait remarqué par Cestan et
Sicard, la gaine arachnoïdienne descend plus bas sur la racine postérieure que sur la racine antérieure. C'est dans
cette gaine arachnoïdienne que peuvent se passer des phénomènes défavorables pour les racines postérieures.

L'expérimentation démontre en effet que les éléments
figurés, les leucocytes ou les particules colorantes injec-
tées dans le liquide céphalorachidien s'accumulent par dé-
cantation dans des culs-de-sac, et peuvent agir par contact
sur le nerf radiculaire, en dehors même de tout processus
inflammatoire, ou par ce fait que les leucocytes chargés
sans doute d'endotoxines microbiennes y séjournent.

Il faut ajouter à ces constatations anatomo-pathologiques
les faits intéressants concernant la composition du liquide
céphalorachidien pendant l'évolution de la sciatique.

Il était rationnel d'admettre, étant donné les rapports

des racines du sciatique avec les méninges, que souvent, des échanges morbides pouvaient se faire, tantôt des racines aux méninges, tantôt inversement et que l'étude du liquide céphalorachidien au cours de ces sciatiques fournirait des renseignements intéressants. A la vérité ceux-ci sont encore peu nombreux, et ils varient suivant la cause de la sciatique elle-même. On a signalé la lymphocytose dans des cas de sciatiques radiculaires, où la syphilis était démontrée, dans d'autres cas, la lymphocytose n'a pas été constatée.

Dans les sciatiques radiculaires compliquant la blennorrhagie l'un de nous, avec Salomon[1], a pu rencontrer des modifications pathologiques du liquide, consistant, dans la présence d'albumine en quantité plus abondante que normalement et une notable hypertension du liquide. MM. Mosny et Malloizel ont noté la lymphocytose au cours d'une sciatique radiculaire d'origine tuberculeuse.

Le méningocoque et une réaction hémorragique du liquide furent constatés par Déjerine et Tinel[2].

2. PHYSIOLOGIE PATHOLOGIQUE. — Parmi les différentes complications survenant au cours de la sciatique, l'*atrophie musculaire* occupe le premier rang.

---

1. L. Lortat-Jacob et M. Salomon, Syndrome radiculaire à prédominance sciatique. *Bulletin Société Médicale des Hôpitaux*, 28 juin 1907.
2. Déjerine et Tinel, *Rev. neurol.*, 6 mai 1909.

Elle apparaît très rapidement après une lésion du nerf, elle est entièrement sous sa dépendance.

Dans les névrites, elle constitue un symptôme capital, et c'est grâce à cette atrophie musculaire que le Professeur Landouzy a pu isoler le type clinique de la sciatique névrite[1].

L'origine névritique de cette atrophie est admise sans conteste et, par conséquent, les divers facteurs incriminés autrefois comme responsables de l'atrophie, intensité de la douleur, durée de la sciatique, immobilisation prolongée, ne sauraient intervenir dans sa production.

Toute l'importance pathogénique revient à la nature de la sciatique.

Les expériences classiques de Claude Bernard ont démontré que la section du nerf sciatique amène dans la patte correspondante, de l'atrophie musculaire et des escarres.

Ces expériences répétées par nombre d'auteurs ont donné dans des conditions identiques des résultats comparables.

L'étude de l'adipose locale présente à considérer au point de vue de la physiopathologie des facteurs divers.

L'un de nous[2] a repris avec G. Vitry l'étude expérimentale de l'adipose locale consécutive aux lésions du sciatique.

1. L. Landouzy, *Archives générales de Médecine*, mars, avril 1875.
2. L. Lortat-Jacob et G. Vitry, *Rev. de Méd.*, 10 mars 1909.

Comme nous le verrons en traitant de la symptomatologie, c'est à M. Landouzy[1] que l'on doit depuis 1878 la connaissance de l'adipose qui envahit le tissu conjonctif sous-cutané des membres atteints d'atrophie musculaire deutéro-pathique ; le premier il signalait l'adipose sous-cutanée que l'on observe dans les cas de sciatique, indépendamment de l'atrophie musculaire ou de l'inactivité fonctionnelle : même chez des malades qui conservaient les mouvements de leur jambe, l'adipose apparaissait. Il se demandait très justement si « cette adipose ne relevait pas d'un trouble d'innervation centrale ou périphérique au même titre que l'amyotrophie, s'il n'existait pas quelques modifications de l'innervation présidant à la nutrition du tissu conjonctif ? » Il rapportait, d'après Heurtaux[2], un cas de section complète du sciatique, où l'on constata, en dehors de l'atrophie musculaire, que le tissu cellulaire présentait un empâtement ferme où la pression continue ne laissait qu'une légère empreinte.

C'est cette idée qui nous a dirigés dans nos expériences : nous avons voulu rechercher si des lésions expérimentalas

---

1. Landouzy, *Rev. de Méd.*, 1878. De l'adipose du tissu conjonctif sous-cutané des membres atteints d'atrophie musculaire deutéropathique ; de son importance clinique.

2. Th. de L. Porson, Etudes sur les troubles trophiques consécutifs aux lésions traumatiques.

du nerf sciatique étaient capables d'amener des modifications dans la nutrition du tissu conjonctif, dans le métabolisme de la graisse en particulier.

Nos expériences ont porté sur 12 lapins. Nous mettions à nu le nerf sciatique au niveau de sa sortie du bassin par la grande échancrure, et nous provoquions des lésions nerveuses de nature et d'intensité variables de trois façons :

1° En liant le nerf fortement avec un crin de Florence que nous laissons en place.

2° En injectant dans la gaine du nerf de l'alcool absolu à doses variables : 2 centimètres cubes ou quelques gouttes.

3° En écrasant le nerf entre les deux mors d'une pince de Péan : cet écrasement pouvait être intense et prolongé, ou, au contraire, léger et très court.

Les plans superficiels étaient recousus après chaque intervention ; et jamais nous n'avons eu d'accidents septiques locaux au niveau de la plaie.

Les animaux étaient ensuite laissés en liberté pendant plusieurs mois ; et nous les avons sacrifiés 6-8-10 semaines après l'opération.

Quel que soit le mode employé pour produire une altération du nerf sciatique, nous avons observé, à la suite de ces lésions nerveuses, des *modifications dans la teneur en graisse des tissus innervés*.

Dans les cas les plus nets et les plus prolongés, nous avons noté l'existence de nombreux petits pelotons adipeux le long du nerf sciatique, en particulier au niveau du creux poplité.

L'analyse chimique nous a montré que les tissus de la patte opérée contenaient plus de graisse que ceux de la patte saine : la patte saine contient en moyenne $0^{gr},086$ de graisse pour 100, et la patte du côté opéré en contient $0^{gr},143$ pour 100, — soit près du double. Enfin, ce qui nous a surtout frappé, c'est l'augmentation de volume du ganglion lymphatique situé dans le creux poplité. Dans un certain nombre de cas, cette augmentation de volume peut s'expliquer en partie par les lésions cutanées, trophiques de la patte opérée ; — mais en dehors de toute ulcération cutanée, nous avons vu que le ganglion était indiscutablement augmenté de volume du côté opéré.

En moyenne le ganglion du côté sain pèse $0^{gr},0878$ et celui du côté opéré pèse $0^{gr},1369$. Donc le traumatisme nerveux, à lui seul, en dehors de tout élément infectieux, est capable de provoquer d'une façon constante l'hypertrophie ganglionnaire.

Cette constatation macroscopique nous invitait à un examen histologique détaillé. L'histologie nous a montré que le ganglion du côté opéré était en activité plus intense que celui du côté sain ; il semble également, autant qu'on en

peut juger par l'examen des coupes à l'acide osmique, con-
tenir plus de graisse : en tout cas il présente des formations
spéciales qui montrent bien que le métabolisme des graisses

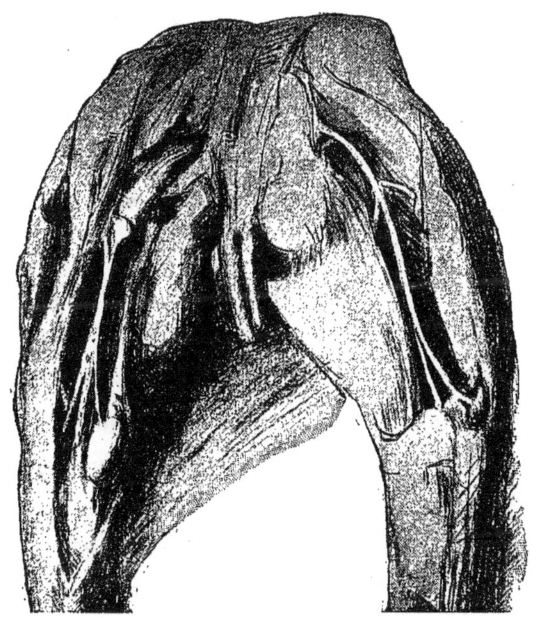

Fig. 4. — Adipose locale, ganglionnaire expérimentale consécutive à un traumatisme
du nerf sciatique gauche. Le ganglion lymphatique correspondant est hypertrophié,
le nerf sciatique est entouré de graisse dans tout son trajet.

est modifié chez lui : ce sont des grands macrophages bour-
rés de gouttelettes graisseuses que nous avons constatés en
abondance sur les coupes.

La reproduction expérimentale de l'adipose locale permet
d'affirmer l'hypothèse du rôle capital joué par l'innervation

trophique dans la production d'une lipémie, d'une adipose généralisée de même que l'hyperglycémie peut résulter d'une influence nerveuse (Legendre).

Cette confirmation expérimentale de l'idée du Professeur Landouzy sur la cause de l'adipose sous-cutanée des sciatiques autorise à poursuivre avec plus de rigueur encore le mécanisme intime de l'action du système nerveux sur la nutrition du tissu cellulaire sous-cutané et l'obésité en général. Le tissu lymphoïde semble être un intermédiaire entre l'excitation nerveuse et le métabolisme de la graisse. A ces troubles trophiques, atrophie musculaire, adipose locale s'ajoutent des modifications plus ou moins considérables de l'élasticité de la peau, des troubles sécrétoires des glandes sudoripares et sébacées, qui expliquent la sécheresse des téguments, la desquamation de l'épiderme parfois plus intense dans les régions atteintes, les infections dermiques plus faciles sur le membre atteint de sciatique grave.

Enfin, la recherche de la température locale donne constamment un abaissement au niveau du membre atteint de sciatique.

Toutes ces diverses manifestations pathologiques se montrent à des degrés fort variables suivant les cas.

Réduites au minimum ou absentes dans la sciatique névralgie, elles caractérisent au contraire, ainsi que le fait remarquer le Professeur Landouzy, la sciatique névrite, et décèlent dans cette forme l'atteinte plus ou moins profonde du nerf, qui tient sous sa dépendance la trophicité du territoire qu'il innerve.

Dans un même ordre d'idées, l'atrophie musculaire, l'adipose, peuvent n'être pas localisées au seul territoire du tronc sciatique.

C'est ainsi qu'on peut les rencontrer à la hanche, au niveau de la région sacrolombaire. Lorsque ces symptômes se rencontrent en ces divers points il est habituel de trouver des troubles sensitifs à distribution radiculaire décelant la participation non plus seulement du tronc sciatique, mais des racines qui le constituent.

IV

ÉTIOLOGIE ET PATHOGÉNIE

Pᴀʀᴍɪ les nerfs les plus fréquemment affectés de névralgie, il est à noter que le sciatique occupe le second
rang immédiatement après les névralgies intercostales.

La cause de la sciatique est rarement unique, il y a bien
plus souvent une association fréquente de déterminations
infectieuses toxiques ou traumatiques jointe à une prédisposition de terrain.

L'âge a une importance manifeste, elle est rare dans
l'enfance ; on en a cité quelques cas de 7 à 12 ans, appartenant à Cotugno et à des auteurs étrangers. Ce ne sont là
que des exceptions ; c'est entre 30 à 50 qu'elle est le plus
communément observée. Après 70 ans, Arnoldi n'en
signale que 3 cas pour 100. Cette fréquence dans l'âge moyen
peut être expliquée par les multiples occasions de traumatismes, d'infections, que nous aurons à envisager, auxquelles échappent les âges extrêmes de la vie.

L'homme étant, de par les conditions de sa vie, plus vulnérable que la femme, on s'explique que la prédominance soit en sa faveur dans la proportion de 3 à 5 (Valleix, Eulenbourg, Erb) ; seul Romberg prétend que la femme est plus souvent atteinte que l'homme.

La profession joue un rôle important dans la production de la sciatique.

Si les maçons, les soldats, les terrassiers, les débardeurs sont le plus souvent cités, le dépouillement attentif des observations montre que les motifs sont variables dans chacun de ces corps de métier. Les maçons étant exposés surtout au froid humide et les débardeurs aux efforts.

Les habitations humides et froides, le voisinage des rivières, les locaux fraîchement construits sont souvent retrouvés dans les raisons données par les malades. A ne tenir compte que du dire de la plupart d'entre eux, c'est au seul refroidissement ou à la seule humidité que toute l'importance étiologique devrait être accordée. Il est évident que cette cause a parfois un rôle saisissant dans l'apparition de la sciatique, et certains individus bien portants ne peuvent rester assis sur un banc de pierre, sur la terre humide, s'asseoir auprès d'un cours d'eau sans éprouver d'une manière plus ou moins durable les douleurs de la sciatique. A ce point de vue *certaines saisons* ont une influence néfaste et c'est pendant les mois de janvier, février, mars, que Valleix signale les plus nombreux cas. C'est à tel point que Lasègue dans ces saisons pensa pouvoir soulever la *notion d'épidémicité*. D'après Romberg la sciatique serait moins fréquente à Berlin qu'à Paris, en raison des changements atmosphériques (?).

La constitution du sujet doit être soigneusement notée ; la plupart des individus porteurs de sciatique présentent ordinairement les attributs plus ou moins complets des bradytrophiques ou des arthritiques (hémorroïdes, hernies, migraines, eczéma, bronchites à répétition, emphysème, lithiase, varices, athérome).

L'artériosclérose et l'athérome sont souvent causes de névralgies sciatiques (Josué)[1] de même qu'on peut noter le rôle étiologique de l'hypertension artérielle (Doumer et Lemoine)[2].

La goutte mérite une mention toute particulière, car elle crée une sciatique ayant tendance à la chronicité ; toutefois Besnier a décrit une sciatique goutteuse fugace et mobile. Charcot démontra que l'accès de goutte peut alterner avec la sciatique ou survenir simultanément ; c'est ce que Garrod appelait la goutte sciatique.

---

1. Josué, Traité de l'artériosclérose. Baillière, Paris, 1909.
2. Doumer et Lemoine, Comptes rendus de l'Académie des Sciences, 1910, p. 565.

Les intoxications par l'alcool, le plomb[1], le mercure, l'oxyde de carbone[2] ont été signalées, toutes à des titres différents, comme causes de sciatique.

Le diabète donne le plus souvent une localisation bilatérale, des douleurs très vives, tenaces, rebelles aux médicaments usuels, mais qui cèdent sous l'influence du régime anti-diabétique[3].

Les cachexies ne tiennent qu'une place secondaire dans l'étiologie des sciatiques, tandis qu'on connaît au contraire leur rôle, dans la production de la phlegmatia et des névralgies intercostales.

Les maladies infectieuses aiguës riches en déterminations multiples figurent relativement peu dans cette étiologie. C'est ainsi que l'on cite les cas qui surviennent au cours de la fièvre typhoïde, de la grippe, de l'infection puerpérale, de la pneumonie. Dans tous ces cas, les courbatures diffuses, l'atteinte de l'état général ne permettent guère de faire une part précise à la localisation nerveuse, ce n'est qu'au cours des infections puerpérales atténuées que l'on peut voir la symptomatologie de la névrite sciatique se dérouler.

Certaines sciatiques peuvent relever de lésions anciennes

1. Lagrelotte, *Thèse,* Paris, 1879.
2. Leudet, *Arch. gén. Méd.*, 1865, t. I, p. 513.
3. Bernard et Ferré, *Arch. de neurologie*, 1882, t. IV, p. 336.

manifestant une atteinte des racines lombosacrées au cours d'une infection. Le fait a été vérifié pour le méningocoque. Déjerine et Tinel rapportent le cas d'un homme de 33 ans, atteint depuis 2 mois de sciatique radiculaire aiguë. La ponction lombaire permit de constater une réaction méningée franchement hémorragique et de déceler la présence du méningocoque de Weichselbaum[1].

En dehors de ces maladies infectieuses *le rhumatisme articulaire* mérite de retenir l'attention : c'est dans le début des manifestations articulaires que la névralgie sciatique apparaît ; mais autant son début est précoce, autant son existence est éphémère.

A l'exception des cas très restreints, où la sciatique se montre contemporaine de la fièvre rhumatismale polyarticulaire aiguë, il convient d'être très circonspect dans l'appréciation de la part qui pourrait revenir au *rhumatisme chronique* dans la genèse des sciatiques rebelles, que facilement on semble rattacher au rhumatisme, parce que l'on se dispense ainsi d'en rechercher la véritable étiologie.

La blennorrhagie compte parmi les facteurs les plus remarquables de la sciatique : le Professeur Fournier en a révélé la fréquence. Elle peut agir à deux périodes : au

1. *Rev. neurol.*, 6 mai 1909.

début pendant la phase de l'urétrite aiguë[1] et plus tard au cours de l'urétrite chronique. Pendant la période aiguë, la névralgie sciatique a un début brusque et une évolution rapide ; la terminaison favorable est la règle et sous la dépendance le plus souvent du traitement de la blennorrhagie.

Au contraire la sciatique qui se montre au cours de l'urétrite chronique a une évolution plus longue et une tendance à la chronicité, car souvent la blennorrhagie passe inaperçue et n'est pas traitée en conséquence. On s'attachera donc à rechercher avec soin, chez un individu porteur de sciatique dont la cause n'est pas évidente, l'existence d'une urétrite chronique possible, en examinant le canal, le matin avant la miction et en recherchant les filaments dans l'urine. Cette sciatique peut encore accompagner le rhumatisme blennorrhagique ou se révéler à l'occasion d'une orchite.

Il convient de passer en revue les différents mécanismes qui peuvent être mis en œuvre dans la production de ces sciatiques blennorrhagiques.

Dans un premier groupe de faits la sciatique apparaît comme une conséquence réflexe d'une lésion viscérale quelconque (urétrite, orchite, annexite blennorrhagiques) ; cette

---

1. Fournier, *Union méd.*, 9 novembre 1868.

conception est appuyée par les observations cliniques de Head, qui s'est attaché à l'étude des troubles de la sensibilité cutanée consécutifs aux lésions viscérales, troubles dont l'explication est fournie par la voie réflexe. Il est à remarquer que dans la plupart de ces cas, l'organe malade qui cause la sciatique n'a aucun rapport d'innervation avec le nerf sciatique. Il s'agit donc bien d'une action réflexe qui se produirait par l'intermédiaire des nerfs de la muqueuse urétrale, du testicule, de l'ovaire, conduisant dans la moelle la sensation douloureuse ; en ce point, les différentes origines nerveuses du sciatique y seraient impressionnées soit directement, soit par l'intermédiaire des filets sympathiques : c'est ce qui expliquerait la propagation de la douleur dans des nerfs de territoires fort différents (nerfs des membres). De tels faits rendent compréhensibles les guérisons simultanées de la sciatique et de l'infection urétrale.

Toutefois il ne faut pas étendre plus qu'il convient ce groupe de sciatiques réflexes, et il faut envisager d'autres mécanismes basés sur la pathologie générale, et l'anatomie pathologique de certaines déterminations de la blennorrhagie.

Lorsque la blennorrhagie donne des localisations arthropathiques elle est manifestement maladie générale, et peut à ce titre créer des déterminations multiples : il est rationnel d'admettre dans de telles conditions, grâce aux données de la pathologie générale, que l'infection peut, au même titre que pour les séreuses, par exemple, affecter les nerfs périphériques. D'ailleurs la clinique révèle souvent l'association de ces névralgies, accompagnant le rhumatisme blennorrhagique.

On constate encore que la blennorrhagie donne lieu à des lésions de méningomyélite. Hayem et Parmentier, Spillmann et Haushalter[1], Raymond et Cestan[2], Barrié[3] en ont rapporté des cas imputables soit au gonocoque seul, soit à des agents d'infection associés (staphylocoque — Barrié). Dans quelques cas, le gonocoque a été retrouvé dans l'exsudat méningé, à l'état de pureté (cas de Prochaska[4]). Moltschanoff et Osokin, par injection à des animaux, de cultures et de toxines gonococciques, ont pu reproduire des lésions médullaires.

Cette interprétation de sciatique par lésion méningo-médullaire, au cours de l'infection gonococcique, a été également mise en valeur, dans le cas que l'un de nous a publié avec Salomon[5].

---

1. Spillmann Haushalter, 1891, *Rev. de Méd.*, p. 651.
2. Raymond et Cestan, *Gaz. des Hôp.*, 1891.
3. Barrié, *Thèse*, Paris, 1894.
4. Prochaska, *Deutsch. Arch. für Klinisch. méd.*, 1905, Bd 1, XXXIII, p. 184.
5. L. Lortat-Jacob et Salomon, Syndrome radiculaire blennorrhagique à prédominance sciatique. *Soc. méd. des hôp.*, Paris, 28 juin 1907.

La syphilis joue dans l'éclosion de la sciatique un rôle capital.

Plus on recherche les stigmates de la syphilis, et plus on se rend compte, qu'à côté de ses déterminations cutanées et muqueuses et de ses localisations centrales systématisées, elle peut donner lieu à différentes modalités cliniques dont l'étiologie restait encore obscure. Bon nombre de cas de sciatique en sont des exemples patents : qu'il s'agisse de sciatique névralgie, névrite ou de sciatique radiculaire.

Depuis longtemps déjà, le Professeur Fournier a insisté sur la fréquence de douleurs affectant d'une manière toute parcellaire, le territoire du sciatique au cours de *la période secondaire* de l'infection spécifique[1]. La fréquence de ces névralgies sciatiques est si grande que le Professeur Fournier les place immédiatement après les névralgies de la tête. On sait que ces névralgies de la tête ont une importance telle, en matière de syphilis, que l'on a coutume de les considérer non comme des complications, mais comme de véritables symptômes révélateurs.

D'après ce fait, on peut juger de la multiplicité des cas de syphilis affectant le tronc ou les origines du sciatique.

Le mécanisme de l'infection est d'ailleurs variable.

A la période secondaire le nerf peut être pris de différentes façons et malgré l'absence d'autopsie, on peut, par

---

1. A. Fournier, *Traité de la syphilis.* t. I, p. 654.

comparaison avec ce qui se passe pour les complications nerveuses de cette période et sachant le degré d'intoxication considérable auquel est soumis l'organisme, admettre plusieurs modalités pathogéniques.

L'une d'elles est représentée par des lésions comparables à celles qui se produisent sur la peau et les muqueuses pendant la période secondaire, ce qui expliquerait le caractère passager des névralgies dans le domaine du nerf.

Un autre rôle pathogénique doit être accordé à l'intoxication générale qui imprègne le tissu nerveux et qui peut modifier les éléments et la fonction du nerf dans son tronc ou dans ses racines.

Peut-être conviendrait-il d'expliquer par ces acquisitions modernes ce que les anciens auteurs attribuaient à des modifications dynamiques.

Quelle que soit l'importance de ces procédés d'imprégnation qui peuvent répondre à un très grand nombre de cas, il existe en dehors de ceux-ci des sciatiques qui ne peuvent relever de cette interprétation.

C'est pour ces cas, qui pour la plupart prennent le type clinique de la sciatique radiculaire, que l'on doit faire intervenir une participation méningée, comme nous l'avons écrit en 1904 à propos des cas appartenant au tertiarisme ; les lésions méningées prennent aussi une large part dans la formation des sciatiques survenant à la période secondaire

et à ce titre elles sont à rapprocher des névralgies et paralysies faciales secondaires.

L'existence de ces méningites syphilitiques précoces est
aujourd'hui amplement démontrée (Jeanselme) par la ponction lombaire qui donne un liquide riche en lymphocytes
et hypertendu ; on en connaît plusieurs cas rapportés
par Widal[1], Ravaut[2] et dans les méningites frustes par Milian[3], Crouzon et Paris, Thibierge et Ravaut[4], etc.

Certains symptômes tirés de l'examen clinique du malade
doivent sous ce rapport être pris en considération, car ils
permettent déjà de trouver, par leur analyse, un appui en
faveur de cette conception pathogénique.

Dans beaucoup de cas, au cours de la syphilis secondaire, le sciatique n'est pas pris dans toute son étendue. Il
s'agit le plus habituellement de territoires douloureux, iso-
lés, segmentés, parcellaires, ainsi que le Professeur Fournier les a bien signalés.

L'interprétation de ces faits pouvait sembler malaisée à
l'époque où ils furent constatés ; mais il devient possible

---

1. Widal, Cytologie du liquide céphalorachidien des syphilitiques. *Bulletin
de la Société Médicale des Hôpitaux*, 14 février 1902.

2. Ravaut, Le liquide céphalorachidien des syphilitiques secondaires.
Annales de Dermatologie et de Syphiligraphie, juillet 1903.

3. Milian, Crouzon et Paris, La syphilis éclairée par la ponction lombaire.
B. S. Méd. des Hôp., 14 février 1902.

4. Thibierge et Ravaut, *B. S. Méd. des Hôp.*, 1902, p. 1156.

aujourd'hui, grâce aux acquisitions anatomo-cliniques et expérimentales, dans le domaine des radiculites, de leur assigner leur véritable signification et de reconnaître leur grande valeur clinique.

Ces constatations sont en tous points comparables à celles que firent à leur époque, chez des syringomyéliques et des tabétiques, Charcot, Joffroy qui relataient la présence de bandes longitudinales anesthésiques au niveau des membres. La connaissance de la topographie radiculaire embrasse actuellement tous ces faits d'observations et met en évidence leur véritable signification anatomique (Déjerine).

La période tertiaire de la syphilis revendique pour une grande part également un nombre considérable de sciatiques.

Par ses racines, leurs rapports avec les méninges, et les trous de conjugaison, le sciatique est exposé à subir le contre-coup des lésions méningées et osseuses fréquentes à cette période de la syphilis.

Les gommes, les exostoses pourront donc l'atteindre au niveau des zones radiculaires. Mais ce sont surtout les lésions méningées qui déterminent le plus souvent la sciatique radiculaire car, dans la moitié de nos premiers cas étudiés, elles nous ont paru seules en cause[1].

---

1. Lortat-Jacob-Sabaréanu, *Rev. de Méd.*, janvier 1905.

D'autre part la syphilis tertiaire peut encore déterminer sur les racines et le tronc du sciatique des lésions de névrite interstitielle[1].

Si dans la période secondaire, la sciatique syphilitique est facilement reconnue, grâce à l'association d'autres manifestations spécifiques et à l'existence des antécédents facilement retrouvés, il n'en est pas de même dans la période tertiaire : à cette phase, le malade a le plus souvent perdu le souvenir de sa syphilis, et il ne vient pas à son esprit de trouver des relations de cause à effet entre les accidents actuels et le passé.

C'est au médecin qu'il incombe de faire une enquête minutieuse et de rechercher tous les stigmates qui pourraient apporter une pièce au procès. C'est au cours de cet examen que l'on apprendra toute la valeur d'une cicatrice suspecte d'une exostose, d'une leucoplasie tant linguale que jugale dont l'importance est si bien mise en évidence par les Professeurs Landouzy[2] Fournier, Gaucher.

Néanmoins il faudrait se garder de penser que l'absence de tout stigmate puisse faire éliminer l'étiologie spécifique.

---

1. Gros et Lancereaux, Des affections nerveuses syphilitiques, Paris, 1861. — Zambaco, Affections nerveuses syphilitiques, 1862. — Fournier, Traité de la syphilis.

2. Landouzy, *Acad. de Méd.*, 1908.

En réalité, dans nombre de cas où la sciatique se présente avec les caractères du type de la sciatique radiculaire, la syphilis est à l'origine, et toute sciatique radiculaire qui ne fait pas sa preuve, c'est-à-dire à l'origine de laquelle ne peut être démontrée une compression mécanique, une toxi-infection chronique (tuberculose), une intoxication chronique (alcool, etc.), devient à nos yeux, non pas maladie essentielle, mais symptôme d'une détermination radiculaire et méningée, au cours de l'évolution d'une syphilis, qui aura pu être reconnue, ou qui resterait latente.

C'est dans ces cas que *le syndrome sciatique radiculaire* prend une importance diagnostique considérable, car dans de nombreuses circonstances il fut pour nous, aussi précieux pour remonter à la cause véritable de la détermination sur le système méningo-radiculaire, que l'est habituellement, au cours de l'examen du malade, en matière de recherche portant sur l'étiologie syphilitique la rencontre d'un des stigmates mentionnés plus haut.

Et dans un autre ordre d'idées, la constatation du syndrome sciatique radiculaire, qui ne fait pas sa preuve laisse en notre esprit la même impression en faveur de l'*étiologie syphilis* que la constatation dans l'actualité, et dans les antécédents du malade, d'une *pleurésie a frigore,* « qui ne fait, ou n'a pas fait sa preuve » en faveur de la tuberculose.

Si l'on nous permet de faire remarquer combien abondent les preuves tirées des faits cliniques, où l'altération du système méningo-radiculaire est fonction de syphilis, combien il est dans les habitudes de la syphilis de créer des séquelles sur ces régions, combien la valeur de la lymphocytose même, obtenue dans ces cas, rapproche, sous le rapport des réactions anatomo-pathologiques, le syndrome sciatique radiculaire des affections les plus systématisées syphilitiques, ce n'est pas, pour le seul désir de voir rentrer dans le cadre déjà très vaste de ces affections, le syndrome que nous décrivons, mais, pour que, placé dans ce cadre, il prenne aux yeux du praticien la même importance révélatrice, la même valeur diagnostique, et partant, dans nombre de cas, éveille dans son esprit les mêmes indications thérapeutiques.

Nous ne ferons pour terminer qu'une remarque, plus heureuse encore pour les malades que pour la thérapeutique : c'est que, à l'encontre de nombre d'affections nerveuses syphilitiques tertiaires, de date ancienne, incomplètement influencées parfois par les médications spécifiques, le syndrome sciatique radiculaire est, la plupart du temps, heureusement intéressé par ce traitement.

Cette pathogénie radiculaire connue depuis les travaux du Professeur Déjerine est contestée par M. A. Sicard qui incrimine la portion du nerf situé entre le ganglion et le plexus.

Cette portion qu'il appelle funiculaire a un trajet extra-méningé et correspond à la racine du plexus. La sciatique serait le résultat d'une funiculite des IIe lombaire, Ire et IIe sacrées.

Le Ve tronc funiculaire répond au trou de conjugaison lombosacré, et d'après Sicard serait particulièrement exposé au traumatisme dans le jeu du pivotement vertébral inférieur.

Les arguments que donne M. A. Sicard en faveur de la pathogénie funiculaire ne peuvent s'appliquer qu'à cette forme et d'après le Professeur Déjerine ne peuvent enlever leur valeur aux troubles radiculaires qui caractérisent la sciatique radiculaire.

La tuberculose. — Les conditions dans lesquelles la tuberculose peut intéresser le nerf sciatique sont très disparates.

En premier lieu, comme pour la syphilis, les racines peuvent être atteintes par contiguïté de lésions dans le cas d'altération vertébrale. C'est ce qui se produit, au cours de l'ostéite vertébrale tuberculeuse (cas de Mosny et Malloizel[1]) ou au cours du mal de Pott. Mais nous ferons remarquer que la sciatique peut appartenir à la

---

1. Mosny et Malloizel, Méningite radiculaire consécutive à une ostéite tuberculeuse transverso-vertébrale. *Soc. méd. des Hôp.*, 1906, 9 nov.

période du début, avant tout symptôme révélateur de cette affection. Dans le cas de Camus[1], la sciatique radiculaire avait précédé de plus d'un an et demi l'apparition du mal de Pott.

La granulie méningée peut elle-même être la cause de sciatique en produisant une altération des racines.

La méningite tuberculeuse, la pachyméningite (Friot[2], Phulpin[3]) ont souvent des conséquences semblables : Leudet[4], Peter[5].

En dehors des processus précédents, la sciatique peut se montrer au cours de l'évolution d'une tuberculose à distance, notamment de la tuberculose pulmonaire chronique.

Cette sciatique chez les tuberculeux pulmonaires avérés a été décrite par Peter, Landouzy, Joffroy[6], Eisenlohr, Pitres et Vaillard. Dans ces cas, la tuberculose produit des lésions de névrite dont la localisation peut se faire soit sur

---

1. P. Camus, Étude de neuropathologie sur les radiculites. *Thèse*, Paris, 1908.

2. Friot, De la sciatique chez les phtisiques. *Thèse*, Paris, 1879.

3. Phulpin, *Thèse*, Paris, 1895, p. 76.

4. Leudet, Le zona et les troubles des nerfs périphériques dans la tuberculose pulmonaire. *Gaz. hebdom.*, 1879, p. 617.

5. Péter, Leçons de clinique médicale. T. II, p. 389.

6. Joffroy, *Arch. de Physiol.*, 1879, p. 186.

le tronc, soit sur les racines, ainsi que nous en avons rapporté un cas et que Lafforgue[1] en a publié un exemple très intéressant.

Mais à côté de ces observations, il faut mettre en évidence une forme très importante au point de vue clinique : *la sciatique prétuberculeuse* (Landouzy[2]).

A ce point de vue, nous pouvons citer un cas type rapporté par le Professeur Landouzy[3]. Il s'agit d' « un jeune « homme de vingt ans, sans antécédents héréditaires parti- « culiers, sans tare personnelle (pas de fièvre typhoïde, pas « de fièvre rhumatismale, pas de blennorrhagie, pas de « syphilis, pas de paludisme, pas de traumatisme, pas d'al- « coolisme, pas d'intoxication alimentaire ou profession- « nelle, pas de tabes fruste) qui, sans raison apparente, se « mit, en juillet, à souffrir d'une sciatique droite. Un mois « après le membre droit était atrophié. Sauf la sciatique, « j'eus beau chercher, je ne trouvai rien chez mon client « qui, pourtant ne se sentait plus aussi bien qu'au commen- « cement de l'année, avant l'apparition des douleurs. En

---

1. Lafforgue. Sciatique radiculaire d'origine tuberculeuse. *Pr. Médicale*, 1909, p. 649.

2. Landouzy, Lec. de clin. de la Charité, cité par Dreyfus et *Gaz. des Hôp.*, 1883, p. 1025, Névrite sciatique des phtisiques. — Dreyfus, Des névralgies chez les tuberculeux. *France méd.*, 1884, p. 784.

3. L. Landouzy, Sérothérapie, Leçons de thérapeutique et matières médicales, p. 488.

« septembre, petit rhume avec légère hémoptysie ; fin de
« septembre, quelques petits crachements de sang. En oc-
« tobre, la toux, l'expectoration, la fièvre s'installent. » Le
malade mourut de tuberculose pulmonaire en décembre.

De pareils cas méritent toute l'attention tant au point de
vue clinique, pour le traitement à faire suivre au malade en
vue de l'éclosion des accidents ultérieurs, qu'au point de
vue théorique, le nerf sciatique subissant une « imprégna-
« tion tuberculineuse partant des foyers bacillaires viscé-
« raux qui, bien avant de faire œuvres tuberculeuses savent
« faire œuvre de toxinémie, de tuberculinémie ».

En résumé, à chacune de ses périodes, comme dans chacune de ses modalités anatomo-pathologiques la tuberculose
est susceptible de créer des déterminations nerveuses tronculaires, névritiques ou radiculaires.

La tuberculose peut frapper les racines lombaires, mais les
faits anatomiques démonstratifs sont rares. Tinel a pu suivre
chez un nourrisson de 22 mois, l'accumulation des leucocytes dans les culs-de-sac arachnoïdiens et noter en différents
points une dégénérescence localisée des tubes à myéline. Le
mécanisme de l'altération de l'élément anatomique est variable dans les différents cas et si la part que l'on doit accor-
der à l'envahissement direct par la néoplasie tuberculeuse
dans l'apparition de la sciatique est à approfondir, on
peut néanmoins penser que, dans beaucoup de cas où le

nerf se montre en apparence respecté et dans les fonctions
duquel cependant la clinique peut déceler des troubles plus
ou moins accusés, il s'agit d'une imprégnation toxinique,
à l'instar de ce que nous sommes accoutumés à voir en matière de névrites périphériques, au cours des maladies infectieuses, telles que la fièvre typhoïde, la diphtérie, etc.

La clinique, pour un bon nombre de cas de sciatiques,
plaide facilement en faveur de cette pathogénie toxinique,
en raison de leur évolution rapide et de leur curabilité,
ainsi que le fait remarquer Lafforgue [1].

Cet auteur [2] admet pour la sciatique radiculaire tuberculeuse deux variétés : l'une d'origine mécanique ou par
compression, l'autre d'origine toxique.

Le paludisme. — Si la névralgie faciale est une des complications les plus fréquentes et les moins discutées du paludisme, il n'en est pas de même pour la sciatique.

A ce propos, il est classique de citer avec Sauvage une
sciatique intermittente, avec Potts [3] une sciatique double
paludéenne, et d'admettre avec Hertz [4] qu'elle constitue une
forme lárvée de la malaria. Par contre L. Colin soutient

1. Lafforgue, *loc. cit.*
2. Lafforgue, Sciatique radiculaire d'origine tuberculeuse. *Presse médicale,*
Lyon, n° 74, p. 649, 15 septembre 1909.
3. *Univ. Medicin magazin Philadelphie*, 1890-1891, t. III, p. 77.
4. Hertz. V. Homolle, *Dict. des sc. méd.*, Art. sciatique (Jaccoud).

que la sciatique est exceptionnelle au cours du paludisme.

Les sciatiques de causes locales ressortissent au traumatisme direct ou indirect ; le plus souvent ce sont les compressions superficielles et prolongées qui causent la névralgie, tandis que les traumatismes plus graves donnent
de la névrite et de la paralysie (Charcot[1]).

Les professions sédentaires doivent être mentionnées. Il est
en effet très fréquent de noter la sciatique par compression
lente et répétée : cas des bureaucrates, des cochers, etc.
L'observation du valet de pied, qui fit le chemin de Rome
à Paris, sur le siège d'une calèche, est classique (Piorry).

Les couturières, qui font usage prolongé de la machine
à coudre, y sont prédisposées (J.-B. Charcot, Meige, Seelig-
muller).

Le relâchement des articulations sacro-iliaques comme
cause de sciatique et de lumbago a été signalé par Pitfield[1],
ces sciatiques furent guéries par des appareils de fixation,
alors qu'elles avaient résisté à d'autres traitements.

Le nerf peut être directement intéressé par les *agents
externes* ; par piqûres, coupures, par balle de revolver, par
arrachement.

Une mention toute spéciale doit être réservée aux pi-

1. Charcot, Lec. des malad. du syst. nerveux. T. III, p. 124.

qûres du sciatique en raison de l'emploi très répandu actuellement des injections profondes intramusculaires faites d'après la méthode française dans la région fessière.

Les injections mercurielles peuvent être, parfois, le point de départ d'accidents dans le domaine du sciatique.

Bien que la zone des injections soit nettement délimitée, il n'en est pas moins vrai, que l'on peut retrouver dans la littérature médicale quelques cas de troubles fonctionnels sciatiques, consécutifs à cette thérapeutique.

La douleur peut se montrer simplement pendant quelques heures, envahissant plus ou moins le domaine d'innervation du sciatique ; elle peut apparaître soit immédiatement (cas de sels solubles), soit tardivement quelques heures ou quelques jours après (cas de l'huile grise, du calomel).

La durée des phénomènes douleureux est variable, ne dépassant pas un ou deux jours habituellement ; mais dans des cas extrêmes, on l'a vu s'installer pendant des semaines, des mois pour aboutir à une véritable névrite avec toutes ses conséquences.

La sciatique peut encore reconnaître pour cause une compression *d'origine interne* : telle une fracture du bassin qui pourrait comprimer le nerf, au niveau de l'échancrure sciatique, tel un cal osseux du bassin, ou des os du membre inférieur.

Alfred Gordon rapporte 3 cas de sciatique radiculaire,

symptomatique, d'une maladie maligne du sacrum et insiste sur l'importance de la recherche de l'état des tissus osseux ou des organes pelviens qui sont en rapport avec les racines qui témoignent une altération.

Les tumeurs qui se développent sur le trajet du nerf, comme les sarcomes, les fibromes, les néoplasmes, les anévrismes, les ostéites tant de nature syphilitique, que, tuberculeuse, peuvent l'intéresser et se révéler en clinique par l'apparition d'une sciatique fixe et rebelle. Les varices du nerf créent une sciatique variqueuse décrite par le Professeur Quénu [1]. Mais le nerf lui-même peut être le siège de tumeurs qui produisent la sciatique (névromes non différenciés) [2].

On a cité des cas où une tumeur pouvait se développer dans la gaine du sciatique sans occasionner des troubles d'aucune sorte. Ce fait assez rare a été noté par MM. Patel et Mogdinier [3] dans un cas de sarcome de la gaine du nerf.

Les anévrismes des vaisseaux pelviens, les cancers du rectum, les adénopathies néoplasiques ou autres, les abcès pelviens, qui se rencontrent à la fois dans les deux sexes, ont, dans certains cas, occasionné l'évolution de sciati-

---

1. Quénu, *Gaz. des Hôp.*, 1892.
2. Martel, *Tumeurs du nerf sciatique. Thèse.* Paris, 1910.
3. Patel et Magdinier, *Soc. des Sc. méd. de Lyon*, 12 mai 1909. *Lyon méd..* p. 837.

ques. Ajoutons chez l'homme les tumeurs de la prostate dont l'importance est grande dans cette étiologie.

Toutefois c'est chez la femme que les causes abdominales se rencontrent avec prédilection, en raison de la fréquence des affections génitales chez elle.

A l'état pathologique, la sciatique peut se montrer chez la femme comme conséquence d'une compression résultant d'une hématocèle rétro-utérine, d'un fibrome, d'un kyste de l'ovaire ou des ligaments larges. Dans tous les cas, la compression sera d'autant plus intense que la tumeur, tout en se développant, restera enclavée dans le petit bassin ; au contraire, les phénomènes douloureux pourront disparaître lors de son ascension abdominale.

Citons encore la pelvipéritonite qui donne lieu souvent à des douleurs dans le territoire du sciatique.

En dehors de ces différentes causes, il faut faire une place de choix *au cancer de l'utérus* qui agit de façon différente, soit par propagation directe, soit par une compression résultant de l'envahissement ganglionnaire.

La grossesse est une cause habituelle de sciatiques à toutes ses périodes :

1° Au début, lorsque l'utérus gravide est encore dans le petit bassin ; 2° A la fin de la grossesse, lorsque la tête fœtale est engagée.

Cette dernière éventualité se rencontre plus souvent

lorsque la tête est trop volumineuse ou lorsque l'accouchement nécessite une application de forceps pénible.

La compression peut siéger enfin au niveau de l'émergence des racines du sciatique, à la colonne vertébrale ; on assiste alors ordinairement à l'évolution de la sciatique radiculaire.

Les tumeurs ou les lésions du sacrum peuvent donner lieu à l'apparition d'une sciatique radiculaire.

Lesieur et Froment [1] rapportent le cas d'une malade de 56 ans atteinte de sciatique droite, avec anesthésie dans le domaine de la Ire racine sacrée et déformation du sacrum qui faisait saillie en arrière. Ils incriminent dans ce cas la tuberculose ou une tumeur primitive du sacrum.

Au niveau de la colonne, parmi toutes les causes, le mal de Pott vertébral revendique le principal rôle, puis viennent le cancer vertébral, les tumeurs des méninges et en dernier lieu les méningites chroniques.

C'est à ces méningites chroniques que nous avons donné le rôle prépondérant dans l'évolution des sciatiques radiculaires : qu'elles soient d'origine syphilitique, tuberculeuse ou blennorrhagique, elles agissent sur les racines de deux manières :

---

1. Lesieur et Froment, *Soc. des Sc. méd. de Lyon*, 15 janvier 1908. *Lyon méd.*, 1908, t. I, p. 502.

1° L'inflammation peut organiser sur les méninges un tissu fibreux, véritable gangue qui forme un collier inextensible aux racines et les comprime;

2° Il peut se produire une propagation directe et simultanée de l'inflammation aux méninges, aux racines, si bien que les deux localisations sont sous la dépendance d'une seule et même cause.

Mais en dehors des cas auxquels nous faisons allusion, le mécanisme peut dans un certain groupe de sciatiques être tout différent.

Il s'agit des cas cliniques observés par Piorry, Brown-Séquard, où la névralgie sciatique apparaît consécutivement à une névralgie faciale, à une piqûre du nerf saphène interne, parfois, au contraire elle disparaît après l'ablation d'un polype vaginal (Lisfranc), de l'avulsion d'une dent, enfin dans bon nombre de cas, elle apparaît au cours des affections les plus disparates : comme une altération du rectum, de la vessie, de l'utérus, du testicule.

Les sciatiques qui apparaissent dans ces conditions méritent, à notre avis, plusieurs interprétations.

Admises autrefois, sans conteste, comme sciatiques réflexes par Piorry, Brown-Séquard, Tripier[1], il convient ainsi que le fait judicieusement remarquer Phul-

---

1. Tripier, Mémoire sur les névralgies réflexes.

pin [1], de tenir compte aujourd'hui de certaine éventualité qui peut les provoquer: on peut se demander si les sciatiques réflexes ne peuvent rentrer dans le cas des sciatiques hystériques.

En effet *l'hystérie* peut dans certains cas produire la sciatique, comme l'ont montré MM. Achard et Soupault [2].

D'autre part les associations d'hystérie et de sciatique ont été observées par Guinon et Parmentier [3].

On peut donner encore aux sciatiques réflexes une autre explication ; dans certains cas, on peut voir survenir la sciatique réflexe au cours d'affections utérines, annexielles, etc., orchitiques, vésicales, rectales, sans qu'on puisse incriminer le rôle d'une compression directe. M. Hallopeau admet alors que les chaînes ganglionnaires enflammées au cours de l'affection causale peuvent déterminer cette compression.

Une troisième manière de comprendre la pathogénie de ces sciatiques réside dans la prise en considération des faits où l'on voit une sciatique coexister avec d'autres névralgies (faciale par exemple) ou avec une infection localisée dans un organe pelvien.

C'est alors que la notion d'infection générale latente, à

---

1. Phulpin, La sciatique. *Thèse,* Paris, 1895, p. 20.
2. Achard et Soupault, *Soc. Méd. des Hôp.,* 21 juillet 1892.
3. Guinon et Parmentier, *Arch. de neurol.,* 1890, p. 181.

déterminations multiples, peut être incriminée et que l'on ne doit pas se hâter de considérer comme des sciatiques réflexes, ces observations où l'on voit une telle névralgie accompagner ou remplacer une névralgie faciale.

Les mêmes remarques s'appliquent à l'intoxication générale.

Néanmoins, si l'on excepte les cas précédents, on peut encore maintenir l'existence des sciatiques réflexes, grâce aux données établies par Head[1], et dont nous avons parlé plus haut.

1. Henry Head, On disturbances of sensation with especial references to the pain of visceral disease. Brain, 1893-1894-1896.

V

SYMPTOMES

La *douleur* est le signe capital et prédominant de la névralgie sciatique, continue et paroxystique elle peut se montrer sous ces deux aspects isolément.

La *douleur subjective* est d'intensité extrêmement variable, elle peut être légère, ou atteindre au contraire une intensité telle qu'elle rend tout repos impossible.

Les malades indiquent nettement du bout du doigt son siège : ils promènent leur doigt à la partie postérieure de la cuisse, depuis le pli fessier jusqu'au creux poplité. Il est tout à fait exceptionnel, lors d'un premier examen, de trouver une autre indication.

C'est par le geste de « frotter une allumette » sur la cuisse que le patient révèle au médecin le trajet du nerf douloureux.

Les comparaisons les plus variées sont employées, pour

la caractériser. Elle est tantôt assimilée à du feu, à des éclairs, à un broiement, à une déchirure ou à des morsures profondes.

Lorsqu'elle est très légère, le malade n'éprouve dans la cuisse qu'une simple gêne avec tension.

Elle survient habituellement insidieusement, parfois au contraire, le malade la ressent brusquement, après un séjour prolongé sur un siège dur, sur un banc de pierre, ou sur le sol humide.

Dans d'autres cas, c'est après une marche fatigante qu'elle se révèle. Elle suit alors une évolution progressive, et atteint son paroxysme, sous forme d'accès. Ces accès douloureux, si pénibles dans le cours de la sciatique, constituent, parfois par leur répétition, des crises subintrantes réalisant un état de mal.

Pendant la crise, le facies du patient est angoissé, crispé, la douleur pouvant atteindre une intensité atroce capable d'arracher des cris aux individus les plus courageux. Les élancements ont une direction centrifuge parcourant le trajet du sciatique ; très rarement localisée à un point fixe, la douleur est encore plus exceptionnellement centripète.

Superficielle dans 80 pour 100 des cas environ, les malades la rapportent à la peau et accusent des sensations de piqûres, de coup de poignards, « de coup de foudre », d'un fer rouge, ou d'un morceau de glace appliqué sur les téguments. Quand elle est profonde, ce qui est plus rare, elle peut prêter à confusion avec les douleurs osseuses ou musculaires. C'est alors qu'elle est comparée au broiement, à l'écrasement, à l'arrachement.

Début de l'accès douloureux. — Ce début mérite de retenir l'attention, non seulement parce qu'il est brutal, mais aussi, en raison des circonstances qui le déterminent souvent.

Dans de nombreux cas, il paraît spontané, ou du moins l'accès éclate sans motif apparent ; mais lorsqu'on interroge des malades attentifs on constate que dans la plus grande majorité des cas le début de l'accès a été provoqué.

Les provocations les plus habituellement rencontrées consistent dans l'accomplissement d'un acte physiologique : défécation, éternuement, toux : parfois l'émotion ou l'examen médical, suffit à faire naître la crise.

Il en est de même très souvent pour le passage d'un endroit chaud dans un endroit froid, ou d'ailleurs inversement. L'examen médical agit souvent dans le même sens et il n'est pas rare d'être interrompu pendant l'exploration du membre, par un accès douloureux, soit que la simple mise à nu du membre ait suffi à le réveiller, soit que la recherche des troubles de la sensibilité ou la pression du tronc nerveux aient mis en œuvre une série de réflexes sollicitant la douleur.

Chez certains sujets, la crise est principalement nocturne ; ce serait là un bon signe en faveur de l'origine syphilitique de certaines sciatiques (Dieulafoy)[1]. De semblables faits ont été également signalés par OEttinger, de Lavarenne, Zambaco, Taylor.

Mais ce que l'on rencontre le plus fréquemment, c'est l'influence provocatrice du *froid humide*. Les malades porteurs de sciatique paraissent être de véritables baromètres en ce qu'ils annoncent parfois, à l'avance, par les douleurs qu'ils ressentent, les modifications qui surviennent dans l'état hygrométrique de l'air.

L'influence *du chaud* est variable ; si le plus souvent il calme les douleurs, parfois il les provoque (cas de Lavarenne). *Le mouvement* a une influence très fâcheuse sur l'accès qu'il peut réveiller ; toutefois nous connaissons des observations où le même mouvement était indispensable au malade pour calmer le paroxysme douloureux.

Au bout de quelques secondes, rarement de plusieurs minutes, l'accès diminue et cède, ou bien il se répète en série, déterminant un état de mal qui peut durer plusieurs heures.

La douleur peut cesser spontanément, mais ordinairement le malade emploie un artifice déjà éprouvé par lui,

---

1. Dieulafoy, Manuel de pathologie interne. T. X, p. 839, 14ᵉ édition.

et qu'il connaît comme étant favorable à la disparition de la crise ; tel malade était calmé par l'application d'une compresse froide (Zambaco), un de nos malades était soulagé par la pression de la partie moyenne de la cuisse, en même temps qu'il fléchissait le tronc en avant.

Jusqu'à présent nous n'avons eu en vue que la seule douleur localisée et subjective, mais dans beaucoup d'observations où la douleur était intense on trouve des irradiations à distance : dans le territoire des racines lombaires, sacrées, dans le domaine du sciatique opposé, dans le périnée (Grasset), le scrotum, la verge (Lereboullet), donnant lieu à des douleurs si intenses qu'elles ont pu faire croire à l'existence d'un calcul intravésical ; les irradiations peuvent même atteindre le membre supérieur.

Sensations dysesthésiques. — En dehors des phénomènes douloureux décrits, le malade éprouve spontanément différentes sensations subjectives ou dysesthésies se traduisant par des picotements, des fourmillements, des engourdissements, de vibrations, des inquiétudes. Il est à remarquer aussi, que souvent il ressent une impression de chaleur, malgré que la température du membre soit abaissée ; mais le plus souvent il accuse une sensation de froid, que la température du membre soit ou non inférieure à celle du côté sain.

Troubles de la démarche. — Les différentes modalités de la douleur vont imposer au malade des attitudes variables en rapport avec l'intensité, l'irradiation des sensations pénibles et la marche va être de ce fait modifiée.

Dans les cas les moins intenses, la démarche est simplement traînante en dehors des accès paroxystiques.

Si la souffrance s'accuse elle commande au patient « de marcher en saluant »; les mouvements de salutation résultent de la flexion de la jambe sur la cuisse, en même temps que le tronc s'incline en avant. La douleur est-elle plus intense, la jambe se dérobe, elle reste fléchie, d'où l'impossibilité relative de la marche et nécessité d'une canne ou de béquilles. Enfin lorsqu'elle est à son apogée elle confine le malade au lit. C'est alors qu'apparaît à propos des mouvements habituels, toute une série de manœuvres destinées à éviter la douleur. Dans le lit la jambe malade reste habituellement fléchie. Lorsque le patient est couché sur le dos, la jambe à demi fléchie et qu'il veut se relever, il s'asseoit, puis se tournant sur son côté sain, il se soulève sur la main et la jambe correspondantes, tandis que le bras du côté malade décrit une grande oscillation pour faire pivoter le corps sur le côté indolore. Par ce moyen il peut se mettre debout sans que le membre douloureux soit entré en contraction. Cette manœuvre a été bien mise en évidence par Minor.

Veut-on faire asseoir le malade, il s'accroupit en soutenant le poids de son corps avec ses membres supérieurs appuyés aux bras d'un fauteuil et il se pose doucement sur la jambe saine, l'autre étant tenue en dehors du siège. — L'individu atteint de sciatique s'asseoit timidement et de côté, avec une certaine gaucherie. Veut-il se coucher ? les mêmes manœuvres se reproduisent en sens inverse, destinées à éviter la compression de la partie postérieure de la cuisse et surtout l'extension du membre inférieur.

En résumé, ces attitudes vicieuses, ces anomalies du mouvement, ces manœuvres diverses n'ont qu'un seul but, éviter l'extension ou la compression du nerf. C'est pour éviter l'extension que le malade tient son membre à demi fléchi, et il garde cette attitude pendant la marche ou les différents mouvements ; c'est pour éviter la compression quand il s'assied, qu'il se pose de travers, et qu'il dort, dans son lit, sur le côté sain.

Attitudes vicieuses. — De toutes les attitudes vicieuses causées par la sciatique, les plus importantes sont les scolioses. Signalées par Lagrelette et Dumollard incidemment, elles furent mises en relief par Charcot, Babinski, Brissaud, Ballet, Déjerine, Dieulafoy, etc., et furent appelées *scolioses sciatiques.*

Successivement un grand nombre d'auteurs les retrouvent au cours de sciatiques fort diverses. Hocker, Schüdell,

Charcot, Albert, Nicoladoni en rapportent des cas. Ballet les signale dans les sciatiques frustes.

Le mémoire important de M. Babinski[1] fixe les différents caractères de ces déformations.

En 1890 Brissaud décrit une scoliose homologue qui prend droit de cité dans l'histoire des scolioses sciatiques. Elle est retrouvée chez plusieurs malades par Bonsdorpf, Hayem, Bruhl et Soupault.

Enfin une troisième forme de scoliose est décrite par Higier[2], Remak[3] sous le nom de scoliose alternante.

La pathogénie de ces déformations est bien étudiée dans une revue de Lamy et la thèse de Phulpin contient les recherches de cet auteur sur la fréquence de ces malformations rachidiennes.

Elles existent dans la majorité des cas, et leur fréquence est telle que Phulpin n'a retrouvé qu'un cas sur 83 sciatiques où la scoliose fut absente.

Au point de vue descriptif, il est d'usage d'envisager trois types :

1° La scoliose croisée ;

2° La scoliose homologue ;

3° La scoliose alternante.

1. Babinski, Archives de neurologie, 1888.
2. Higier, *Deutsch med. Woch.*, 1892.
3. Remak, *Deutsch med. Woch.*, 1890.

C'est avec une très forte majorité que la scoliose croisée vient en tête.

La scoliose homologue paraît être beaucoup moins fréquente et la scoliose alternante plus exceptionnelle encore. Néanmoins dans la plupart des cas où la sciatique était radiculaire, nous avons trouvé en très grande proportion l'existence d'une scoliose homologue.

D'une façon générale, ces différentes scolioses consistent en une inclinaison de la partie supérieure du corps; soit vers le côté sain, soit vers le côté malade.

Elles déterminent ainsi une courbure très manifeste de la colonne vertébrale dans la région dorso-lombaire.

La concavité de cette courbure indique le côté vers lequel le membre supérieur est penché. C'est d'après la direction de la concavité que la scoliose sera qualifiée.

La concavité est-elle tournée du côté malade ou du côté sain ? Dans le premier cas la scoliose est homologue, dans le dernier cas la scoliose est dite croisée (Brissaud).

On reconnaîtra l'existence de la scoliose croisée par le procédé du fil à plomb qui, abaissé de l'occiput ou de la proéminence occipitale, au lieu de tomber entre les deux talons, touche la malléole interne ou bien effleure le talon, parfois même le bord externe du pied du côté sain.

D'autres fois l'inclinaison du tronc est telle que le flanc

disparaît et que les côtes et la crête iliaque forment un angle aigu.

Lorsque les obèses ont cette déviation, le creux costo-iliaque est occupé par des bourrelets adipeux horizontaux faisant saillie et sur lesquels Babinski insiste pour le diagnostic.

Quand la scoliose est dite homologue (Brissaud), le malade penche son corps du côté de la jambe douloureuse.

Cette attitude est paradoxale au premier examen, puisqu'elle paraît faire porter le poids du corps sur le membre douloureux. Le malade a l'attitude d'un individu qui porte un seau plein d'eau à bout de bras, en évitant de se mouiller,

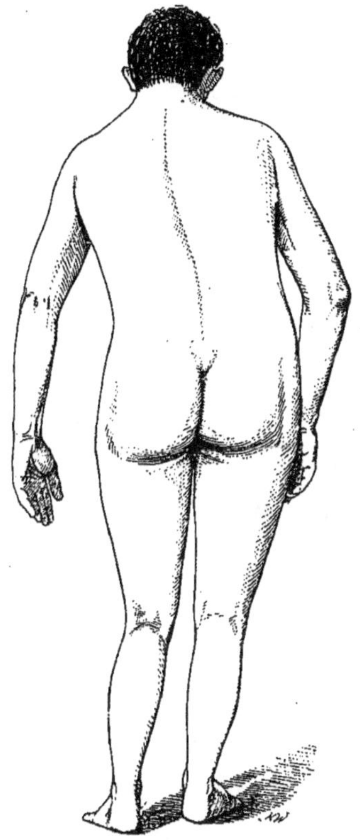

Fig. 5. — Scoliose homologue. Sciatique gauche.

ainsi qu'il ressort du dessin ci-joint (fig. 5), où l'on voit l'épaule tombante du côté malade, la jambe à demi fléchie, incurvée vers la jambe saine, la déviation lombaire homologue, et la courbure sus-jacente, de compensation.

Scoliose alternante. — Celle-ci constitue la troisième
variété décrite par Remak et Higier.

Phulpin en rapporte trois cas se rapprochant de celui
observé par Higier.

Elles consistent dans la transformation d'une scoliose
primitivement homologue en scoliose croisée, soit sous l'influence de la volonté (cas de Remak), soit à la suite du
déplacement de la douleur (Higier). Phulpin constata
dans ses trois cas que la scoliose devint croisée parce que
la douleur, d'abord supérieure pendant toute la durée de
la scoliose homologue, abandonna peu à peu la région
supérieure et c'est à ce moment que la scoliose devint
croisée.

Évolution des scolioses sciatiques. — A quel moment
débutent ces scolioses ? quelle est leur évolution ? La plupart des auteurs insistent sur l'apparition de la scoliose
après la douleur.

Babinski, Françon, Phulpin l'ont vu survenir dans les
48 premières heures.

D'une façon générale, l'intensité de la scoliose est en rapport avec la durée et la gravité des phénomènes douloureux, excepté dans certaines sciatiques frustes, où comme
dans un cas du Professeur Ballet, il existait néanmoins
une scoliose marquée.

Elle disparaît habituellement après les douleurs, mais

cependant on l'a vu persister encore très longtemps après la cessation de tout symptôme douloureux. (Chauffard[1], Rouget[2].)

Enfin Berbèz et Texier ont noté des déformations scoliotiques persistantes par rétractions fibro-tendineuses des muscles, 14 et 18 ans après la sciatique.

D'autre part, Landrieux et Phulpin[3] ont rapporté les observations de deux malades qui présentaient des scolioses sciatiques atypiques dues à une habitude pathologique.

Exceptionnellement, la scoliose disparaît avant la douleur, comme dans les deux cas de Souques.

Pathogénie des scolioses sciatiques. — Il semble que chaque auteur ait tenté de fournir une théorie pathogénique des scolioses.

Charcot, Babinski admettent l'attitude instinctive prise par le malade pour soulager le membre douloureux du poids du corps.

Cette pathogénie serait celle de la scoliose au cours de la coxalgie, de la tarsalgie, de l'entorse, etc.

Gussenbauer[4] dans trois cas met en cause la distension

1. Chauffard, *Soc. Méd. des Hôpit.*, 5 mai 1893.
2. Rouget, *Soc. Méd. des Hôpit.*, 16 oct. 1903.
3. Landrieux et Phulpin, *Soc. Méd. des Hôpit.*, 23 janvier 1903.
4. Gussenbauer, Ueber Ischias scoliotica. *Prag. Med. Wochen*, 1890, XV, 211 à 215.

des extenseurs du tronc par une attitude vicieuse ou par un traumatisme. Pour les autres cas, il fait intervenir le relâchement des muscles lombo-sacrés du même côté dans le but d'éviter la compression des petits filets nerveux qui réveillent la douleur.

Nicoladoni[1] attribue la scoliose à une névrite radiculaire. La courbure aurait pour effet d'éloigner du canal rachidien la moitié de la queue de cheval touchée et douloureuse.

Schüdel[2] repousse cette hypothèse car pour lui la moelle, même dans les déplacements les plus intenses, occupe toujours le centre du canal médullaire, où elle est fixée par les ligaments et les racines. La courbure croisée a pour effet « l'élongation des racines du nerf incompatible avec une névrite radiculaire ».

Gorhan n'admet pas un mécanisme unique, mais tantôt la contraction des muscles sacro-lombaires du côté sain, tantôt leur paralysie du côté malade.

C'est également l'interprétation de Charcot et de Phulpin pour certains cas.

MM. Brissaud, Lamy donnent à la scoliose homologue une explication toute différente qui est exprimée ainsi : « Tandis que la scoliose croisée est produite par la con-

---

1. Wiener, *Méd. Presse*, 1886, nᵒˢ 26-27.
2. Schüdel, *Arch. für Klin. Chir.*, t. XVIII, 1.

traction des muscles du côté sain, la scoliose homologue
est produite par la contracture des muscles du côté malade.
La contracture n'est pas limitée aux muscles innervés par
le sciatique, elle s'étend dans la région latérale du tronc
aux muscles innervés par les branches du plexus lombaire. »

D'après Soupault et Brühl « la scoliose homologue s'ob-
serverait dans les cas où la névralgie affecte le plexus lombo-
sacré et la partie supérieure du sciatique. »

Dans un de nos travaux précédents, nous avons montré
que dans les sciatiques radiculaires, la scoliose homologue
est pour ainsi dire la règle. Si l'on tient compte que nos
cas nous ont tous montré la participation à la lésion des
racines lombaires inférieures, on voit que nous sommes
amenés à partager entièrement l'avis des auteurs précédents sur les causes qui provoquent cette scoliose homologue.

Seul le mécanisme invoqué peut être différent.

Tandis que Brissaud incriminait la contracture des muscles innervés par les branches du plexus lombaire, Brühl
et Soupault font jouer un rôle à la flexion qui a pour
but de mettre les muscles pelviens dans le relâchement,
d'où l'apparition d'une scoliose homologue ; au contraire, la douleur siège-t-elle à la jambe, la scoliose est
croisée.

Pour Fischer et Schœnwald la scoliose homologue résulte de la névralgie des rameaux antérieurs des racines lombaires, la scoliose croisée est due à des troubles de la sensibilité dans les rameaux postérieurs du plexus lombaire.

Pour Mazurke [1], quand l'affection est radiculaire, la scoliose est homologue. Pour Françon [2], la bilatéralité des réflexes exagérés et la trépidation épileptoïde indiquent une participation des méninges.

Plate [3] reconnaît à la scoliose homologue une pathogénie radiculaire, ce sont les racines des nerfs qui sont atteintes de façon plus ou moins exclusive. Par l'intermédiaire de nombreuses anastomoses, il se fait une propagation au plexus lombaire.

Ainsi se produit une névralgie des racines musculaires du psoas iliaque. Par suite de la douleur, ce muscle résiste à l'extension ; l'articulation de la hanche est maintenue un peu fléchie, mais elle ne peut demeurer dans cette dosition à cause de la douleur survenant lors de la contraction du psoas, elle ne peut de ce fait servir de soutien. Le bassin prend une position oblique à cause du raccourcissement de la jambe. Le sujet, pour conserver

1. Mazurke, *Th.*, Kœnigsberg, 1891.
2. Françon, *Lyon méd.*, 1893.
3. Plate, *Deutsch med. Woch.*, 1911, n° 3, p. 116.

l'équilibre, est obligé de donner à sa colonne vertébrale une attitude de scoliose.

Autres déformations du rachis dans la sciatique. — A ces différentes scolioses se surajoute, lorsque la courbure dorso-lombaire est très accusée, une courbure sus-jacente de sens inverse dite *courbure de compensation :*

La principale de ces courbures est celle de la région dorsale qui apparaît d'une façon très précoce. Elle a pour but de ramener la partie supérieure du tronc dans le sens vertical ; elle est donc dirigée dans un sens inverse de celui de la courbure lombaire. Si les malformations s'accentuent, on voit survenir une courbure cervicale de même sens que la courbure lombaire.

Cette courbure a pour effet de corriger la trop grande déformation du corps et de ramener les épaules et la tête à la verticale.

On peut constater facilement ces courbures de compensation pendant la marche et les accès douloureux ; au contraire, pendant le repos horizontal elles s'atténuent ou disparaissent.

Elles sont instables.

En même temps que ces déformations verticales, il peut exister des phénomènes pathologiques *du côté du bassin.*

Celui-ci est généralement abaissé du côté malade. Cet abaissement a pour but de permettre au pied de reposer sur le sol par toute sa face plantaire (Babinski), la jambe restant fléchie en raison de la douleur.

Toutefois, cette règle souffre des exceptions et Charcot a montré que le bassin peut rester horizontal ou subir une ascension. Le pied dans ce cas ne repose sur le sol que par son talon antérieur.

On rencontre encore d'autres attitudes pathologiques plus rares, telle la *rotation du tronc,* signalée par Babinski.

Celle-ci se produit par un déplacement horizontal du corps, en sens inverse de la partie supérieure du tronc et de la partie inférieure.

Par exemple : l'épaule droite est projetée en avant en même temps que l'épine iliaque droite est portée en arrière — ou inversement — ce déplacement est indépendant du siège et de l'intensité de la douleur.

Enfin parfois l'incurvation du tronc en avant l'emporte sur la scoliose. Cette attitude constitue la *cypho-scoliose.* C'est là un fait très rare dont Phulpin rapporte un exemple intéressant.

EXAMEN DU MEMBRE MALADE. — L'examen local du membre permet d'acquérir deux notions capitales dans la symptomatologie de la sciatique, ces notions sont fournies par :

1° L'exploration du nerf et de ses branches ;

2° Les manœuvres classiques destinées à mettre en évidence le signe de Lasègue.

L'exploration directe du nerf se fait de la façon suivante :

Avec la pulpe des doigts enfoncés profondément on cherche à comprimer contre le plan osseux sous-jacent le tronc nerveux ou ses branches.

La douleur provoquée par cette manœuvre sera d'autant plus nette et plus facile à obtenir que l'on explorera une région où le nerf sciatique est en contact direct par sa face profonde avec le plan résistant : le squelette.

C'est la manœuvre de Valleix qui constitue le meilleur procédé pour mettre en évidence le trajet du nerf douloureux.

Cet auteur a pu ainsi décrire plusieurs points où la douleur est à son maximum. Ce sont les points de Valleix.

Par ordre on trouve de haut en bas :

1° *Le point lombaire,* immédiatement au-dessus du sacrum.

2° *Le point sacro-iliaque,* au niveau de l'épine iliaque postéro-supérieure ;

3° *Le point iliaque ou supérieur de Valleix,* vers le milieu de la crête iliaque et au-dessous d'elle (là où se termine le nerf fessier supérieur).

4° *Le point fessier,* placé à l'extrémité supérieure de l'échancrure sciatique (point d'émergence du grand nerf sciatique).

5° *Le point trochantérien* dans la gouttière inter-ichio-trochantériennes.

Tels sont les points de la région fessière.

A la cuisse Valleix a décrit trois points fémoraux étagés sur le trajet du nerf à la région postérieure de la cuisse.

A la jambe on trouve tout à fait en haut : 1° *le point poplité* — lieu d'origine du sciatique poplité externe ;

2° *Le point rotulien*, dû à la compression du rameau cutané péronier, au bord externe de la rotule.

3° *Le point péronéo-tibial,* placé sur le col du péroné, là où cet os est contourné par le sciatique poplité externe.

4° *Le point malléollaire externe*, placé derrière la malléole correspondante et dénotant le passage du nerf saphène externe.

Au pied : 1° *le point dorsal du pied* qui marque la terminaison au pied du nerf tibial antérieur ;

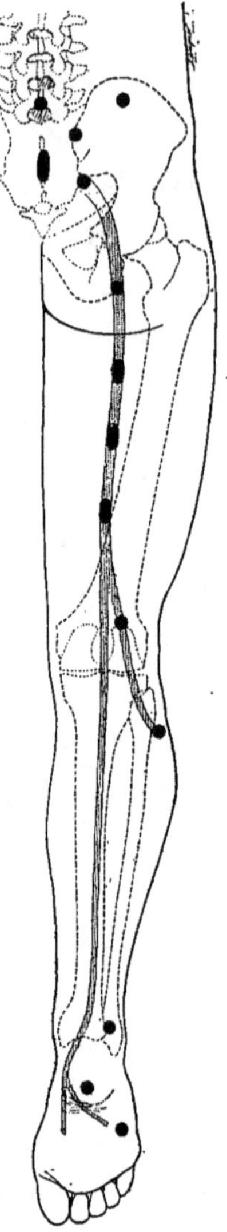

Fig. 6. — Les points de Valleix en noir de la face postérieure du membre et leurs rapports avec le plan osseux.

2° *Le point plantaire externe* obtenu par la pression sur la crête du 5ᵉ métatarsien et dû à la compression du nerf plantaire externe.

En dehors de ces points classiques de Valleix d'autres auteurs en ont encore signalé :

Notons *le point apophysaire* de Trousseau, placé sur la crête sacrée, et auquel il attachait une valeur diagnostique.

Le *point calcanéen* de Lagrelette.

Nous ferons remarquer que ces points ne se trouvent jamais au complet sur le même malade. Beaucoup, comme les points fémoraux, sont très frustes.

Habituellement, toute la région traversée par le nerf sciatique est sensible et sa pression y détermine, tant à la fesse qu'à la cuisse, au mollet, à la plante du pied, de l'exagération des phénomènes douloureux, mais les points qui sont manifestement révélateurs sont peu nombreux et parmi les plus constants il faut retenir :

1° Le point fessier ;

2° Le point trochantérien ;

3° Le point péronéotibial.

Il est bon en clinique de ne les rechercher qu'avec prudence, car leur pression détermine très souvent un accès douloureux.

Recherche du signe de Lasègue. — Cette recherche a pour but de mettre en extension forcée le nerf sciatique.

Dans les cas, même légers, de sciatique, par cette manœuvre la douleur apparaît brutalement.

Le malade couché sur le dos, la jambe étendue sur le plan du lit et sur la cuisse, le médecin soulève le talon en portant le membre inférieur en flexion sur le bassin ; il faut éviter en même temps que le malade plie le genou.

Dès le début de la flexion du membre, la douleur se

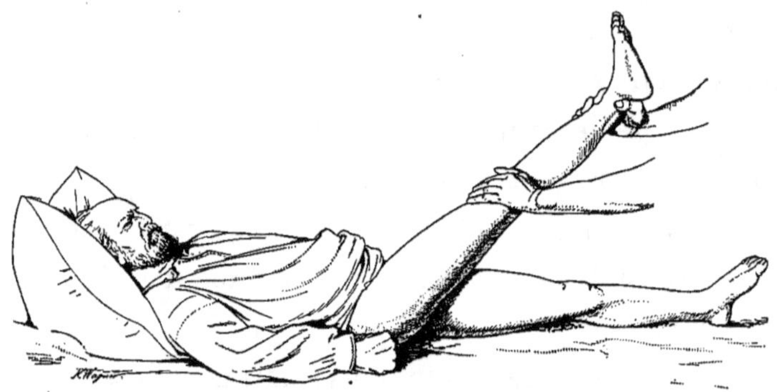

Fig. 7. — Manœuvre du signe de Lasègue.

montre à la région postérieure de la cuisse et à la fesse, et la souffrance est telle qu'on ne peut insister davantage.

Dans les cas plus frustes, la manœuvre demande à être poussée assez loin.

En faisant cette exploration, on exagère la douleur, parce que l'on cravate fortement le col fémoral avec le nerf tendu ; la flexion de la jambe sur la cuisse, au cours de la recherche de ce signe, empêche parfois de l'obtenir, parce qu'elle met un obstacle à l'extension du sciatique ; aussi faut-il, ainsi que le schéma ci-joint le laisse voir, appliquer la main sur la rotule et la pousser vers le plan du lit pendant que l'autre main soulève progressivement le talon.

Ce signe, lorsqu'il est positif, a une valeur diagnostique indiscutable, à moins que l'on ne soit en présence d'un simulateur. Chez ces malades il faut de toute nécessité avoir à sa disposition d'autres procédés d'exploration, ainsi que nous aurons l'occasion de le montrer au chapitre du diagnostic.

De plus, nous insistons encore sur les causes qui peuvent provenir d'une technique défectueuse, car la flexion de la jambe sur la cuisse peut corriger en partie l'extension forcée du nerf, et faire croire à l'absence du signe de Lasègue.

Nous venons de décrire ci-dessus le procédé classique, pour rechercher le signe de Lasègue, mais dans certains cas il nous a semblé préférable d'employer le procédé suivant : au lieu de faire fléchir la cuisse sur le bassin, le membre étant étendu, nous demandons au malade de s'asseoir dans son lit, en même temps qu'on assure par une pression forte sur les genoux, l'extension des deux membres inférieurs.

La sciatique est-elle intense, le malade, après un effort

de contraction musculaire, ne peut même ébaucher le mouvement de s'asseoir et accuse par un gémissement la douleur qui se réveille.

Si les phénomènes douloureux sont atténués, le sujet peut s'asseoir, mais il éprouve dans la fesse et au creux poplité une sensibilité très vive.

Un autre procédé consiste encore à faire étendre brusquement, par une pesée sur le genou, le membre malade, le patient étant assis dans son lit.

Le même phénomène douloureux se produit.

Ces deux façons de procéder nous ont semblé très utiles, dans le cas où l'on pense être en présence d'un simulateur, car par ce moyen on n'éveille nullement dans son esprit l'idée du but que l'on veut atteindre.

Signe contro-latéral. — Ce symptôme, sur lequel MM. Moutard-Martin et Parturier[1] ont attiré l'attention est un signe fidèle des sciatiques névralgies et des sciatiques névrites. Ils l'ont constaté dans 4 cas de sciatiques névralgies et dans un cas de sciatique névrite.

Il se recherche de la façon suivante :

Le malade étant étendu sur le dos, la tête basse sans oreiller, on soulève la jambe saine en fléchissant la cuisse sur le bassin, et on provoque ainsi à un certain degré d'ex-

---

1. Moutard-Martin et Parturier, *Soc. Méd. des Hôp.*, 1907, p. 90.

tension une douleur qui apparaît dans la fesse du côté malade. Il est nécessaire que le bassin reste bien immobile. Il n'est pas indispensable, contrairement à ce qui doit être dans l'exploration du signe de Lasègue, que la jambe reste dans l'extension absolue.

On peut également provoquer par des mouvements d'adduction imposés à la cuisse qui n'est pas atteinte, des douleurs dans la fesse du côté malade. C'est ce qu'on appelle le *signe de Bonnet*.

Ces deux manœuvres de Moutard-Martin et Parturier et celle de Bonnet peuvent s'ajouter à celle que nous employons pour dépister les simulateurs.

La fréquence des douleurs survenant dans le membre malade sous l'influence des mouvements imprimés au membre sain, a été remarquée par certains auteurs et sont groupées sous le nom de *douleurs contro-latérales*. Mlle M. Zizina[1] a fait une étude d'ensemble de ces douleurs : le signe principal croisé est le signe de Bechtereff ou signe de Lasègue croisé.

Le signe de Bonnet croisé consiste dans les recherches de la douleur qui survient lorsqu'on imprime au membre sain un mouvement d'abduction.

Ces symptômes traduisent l'altération des racines du

---

1. Mlle M. Zizina, *Thèse*, Montpellier, 1910.

sciatique ou de la queue de cheval. Mlle Zizina admet que l'absence du signe de Bechtereff exclue la possibilité d'une sciatique radiculaire et doit faire poser le diagnostic de névrite sciatique tronculaire.

TROUBLES MUSCULAIRES. — En dehors des troubles portant sur la motilité qui dérivent directement des phénomènes douloureux précédemment décrits, le membre inférieur présente encore des troubles musculaires proprement dits et qui sont sous la dépendance de l'altération nerveuse. Nous envisagerons maintenant ces troubles musculaires en eux-mêmes. Ils consistent en tremblements fibrillaires, en répétitions de crampes, en secousses brusques à l'occasion des paroxysmes douloureux. Jolly, King, Schulze et J. Hoffmann ont noté des secousses ondulatoires.

Ces troubles musculaires sont d'autant plus accusés qu'on est en présence d'une sciatique rebelle et de longue durée. Ils indiquent le plus souvent l'existence d'une névrite, tronculaire ou radiculaire ; ils ne se montrent pas dans la sciatique névralgique ; dans cette dernière forme l'impotence fonctionnelle relative est surtout en rapport avec l'intensité des phénomènes douloureux.

ATROPHIE MUSCULAIRE. — Parmi les symptômes de la sciatique, l'atrophie musculaire mérite de passer au premier plan. Attribuée par les anciens auteurs à l'immobilisation ou bien à l'intensité de la douleur : « c'est de l'état de souffrance du sciatique que résulte l'atrophie » (Cotugno). C'est au Professeur Landouzy[1] que revient le mérite d'avoir donné à cette complication toute la valeur d'un symptôme et d'en avoir montré la véritable pathogénie. Développée habituellement tardivement elle débute quelquefois d'une façon extrêmement précoce à tel point que dans un cas de M. Landouzy on notait déjà, quatorze jours après le début des douleurs, une diminution de 4 centimètres au moins, au niveau de la cuisse douloureuse. Il suffit, ainsi que nous l'avons fait, de mesurer systématiquement, dès le début des phénomènes douloureux, le membre atteint de sciatique, pour s'en rendre compte. C'est, à notre avis, au début que la mensuration pourra donner le maximum de renseignements, car, plus tard intervient une couche plus ou moins intense d'adipose sous-cutanée qui la masque en partie, au point même de donner une mensuration supérieure pour le membre malade.

Plusieurs procédés cliniques peuvent être employés pour rechercher cette atrophie musculaire.

Dans les cas intenses elle est évidente à la seule inspection, mais il est toujours utile de comparer le membre ma-

---

1. L. Landouzy, De la sciatique et de l'atrophie musculaire qui peut la compliquer, *Archives générales de Médecine*. Mars, avril, mai 1875.

lade, au membre sain. Dans les cas frustes, il faut s'aider de la mensuration,

Pour effectuer cette mensuration avec fruit, il est nécessaire de prendre sur la jambe malade des points de repère fixes. Par exemple pour la cuisse on mesurera la circonférence à 15 centimètres du bord supérieur de la rotule, pour la jambe, à 25 centimètres de la pointe de la malléole externe. Le degré de cette atrophie est variable.

A peine sensible parfois, elle peut au contraire être considérable, nous trouvons cité dans un cas les chiffres de 65 millimètres de différence entre les deux cuisses. Les mensurations démontrent encore que l'atrophie porte exclusivement sur le muscle et que la peau, le tissu cellulaire, les os paraissent respectés.

Cette atrophie musculaire est responsable de l'impotence fonctionnelle des sciatiques névrites et des sciatiques radiculaires, à la condition qu'elle existe nettement accentuée, et même dans ces cas, la paralysie est parfois très légère, c'est ce que les anciens appelaient « la semi-paralysie » (Cotugno) mais nombre de malades ont une atrophie intense sans aucun trouble moteur.

Charcot et ses élèves Guinon et Parmentier[1] ont attiré l'attention sur des atrophies musculaires partielles, locali-

---

1. Guinon et Parmentier. *Arch. de Neurologie*, n° 59, septembre 1890.

sées notamment à une branche du sciatique poplité externe et ont apporté une confirmation anatomique aux faits décrits par M. Landouzy.

Il n'y a pas que les muscles de la cuisse qui peuvent être atrophiés : Ludwig Mann[1] a observé également une paralysie bilatérale des muscles de l'abdomen au cours d'une sciatique donnant lieu à une lordose très accentuée.

Dans le type de la sciatique radiculaire, l'atrophie musculaire est fréquente mais avec une topographie souvent parcellaire.

Cette disposition tient à la répartition de l'innervation radiculaire ainsi que nous l'avons pu mettre en évidence et que A. Thomas le fait aussi remarquer. Avec lui, nous admettons également que l'atrophie ne se limite pas seulement à la face postérieure de la cuisse et de la jambe mais qu'elle peut encore affecter les autres muscles du membre inférieur.

EXAMEN ÉLECTRIQUE. — L'examen électrique présente toujours un intérêt pour parfaire l'exploration du membre malade.

La notion des réactions électriques est fort utile pour dépister la nature de la sciatique et faire reconnaître d'une façon précoce la possibilité d'une névrite.

Les 25 cas que Phulpin a examinés ont donné des

---

1. Ludwig Mann, *Deutsche Archiv. für klin. Med.*, 1893, n° 41.

réactions variables. Actuellement, l'emploi si répandu de
la recherche des réactions électriques a permis de dire que
dans la névralgie, de forme tronculaire ou radiculaire, l'absence de réactions électriques était la règle, et que toutes
les fois qu'on retrouve des réactions électriques, on est en
présence de névrite tronculaire ou radiculaire. Il y a donc
là un élément pronostic, tiré de l'examen immédiat.

Mais, il ne faut pas s'étonner de voir peu souvent notée
la réaction de dégénérescence, car elle est très rarement
observée dans les sciatiques névrites pures et même dans
ces cas, elle se montre parcellaire, affectant un district musculaire limité, ou certains muscles isolément.

Ces constatations électriques confirment l'idée de
« semi-paralysie » avancée déjà par les anciens auteurs, et
elles cadrent bien avec l'extrême rareté des troubles moteurs graves, que l'on peut imputer à l'atrophie, chez les
individus porteurs de sciatique.

EXAMEN DES RÉFLEXES. — Dans toutes les affections névralgiques ou névritiques des membres il est indispensable
de rechercher l'état des réflexes.

Il est un réflexe que l'on ne doit jamais oublier d'interro-
ger en premier lieu dans les altérations du sciatique, c'est le
réflexe achilléen. C'est lui qui le premier pourra indiquer
une altération dans le domaine des origines du sciatique.

Contrairement à ce que l'on a coutume de faire souvent,

ce n'est pas au réflexe patellaire qu'il faut s'en rapporter pour juger de l'état d'intégrité du nerf sciatique.

En effet le centre du réflexe achilléen se trouve dans les origines du sciatique au niveau du 5ᵉ segment lombaire et du 1ᵉʳ segment sacré tandis que le réflexe patellaire a un centre sus-jacent aux origines de ce nerf. Il réside dans le 3ᵉ segment lombaire.

On conçoit donc qu'une lésion englobant les racines du sciatique doive intéresser le centre des réflexes achilléens. Il est évident que cette même lésion peut remonter plus haut parfois, ce qui explique dans un certain nombre d'observations les modifications du réflexe patellaire. Mais ces modifications doivent à priori apparaître comme plus tardives que celles qui occupent le centre du réflexe achilléen. Aussi, trouve-t-on plus rarement au cours des sciatiques, des modifications du réflexe patellaire et au contraire, d'une manière que l'on pourrait dire presque constante, des altérations du réflexe achilléen dans les formes névritiques des sciatiques. Ce dernier réflexe est fréquemment affaibli ; dans des cas plus graves il est complètement aboli (Sternberg, Babinski, Forestier[1]).

Nous avons pu parfois le trouver très exagéré dans des cas de sciatiques radiculaires.

1. *Société médico-chirurgicale*, 27 février 1899.

Certains auteurs signalent la diminution du réflexe patellaire, d'autres son exagération ; néanmoins, la plupart des observations le notent, comme intact.

Enfin ajoutons qu'on a pu également relater des modifications des réflexes cremastériens, plantaires, fessiers (Gibson) qui sont souvent exagérés.

L'hypotonie est observée dans les sciatiques anciennes ; lorsqu'on prend soin de faire fléchir lentement la cuisse sur l'abdomen, après avoir préalablement fléchi la jambe sur la cuisse. Mais la recherche de ce symptôme n'est possible que dans des cas restreints, où la douleur est déjà très atténuée et lorsque les mouvements peuvent être imprimés au malade sans la faire apparaître.

Troubles trophiques. — Un des troubles trophiques les plus importants, après l'atrophie musculaire est, comme l'a démontré en 1875 le Professeur Landouzy[1], *l'adipose sous-cutanée* ; elle peut occuper tout le membre ou seulement un de ses segments ; c'est principalement à la cuisse que l'on peut se rendre compte de son existence. La technique qui permet de la mettre en évidence

---

1. L. Landouzy, *Revue de médecine et chirurgie*, 1875.

1° De l'adipose du tissu conjonctif sous-cutané des membres atteints d'atrophie musculaire deutéropathique et son importance clinique et physiologique, p. 11.

2° Leçons de la Charité, 1885. In Exposé de titres, p. 42, année 1890.

est simple. On pince entre le pouce et l'index compa-

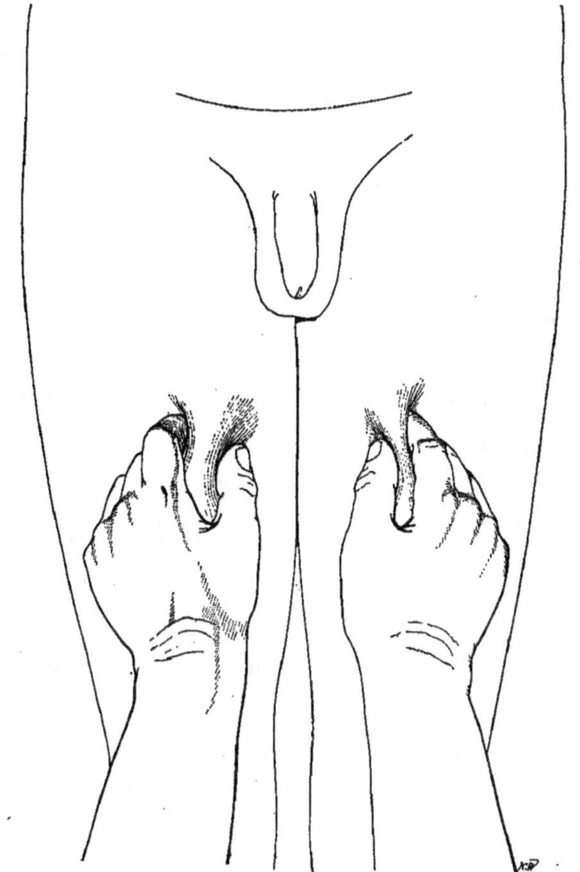

Fig. 8. — Les plis faits à la peau mettent en évidence, à droite,
l'adipose sous-cutanée.

rativement la peau du membre malade et du membre
sain ; ce faisant il est aisé de constater que le pli fait à

la peau est plus épais du côté atteint que du côté respecté.

Lorsqu'on veut chiffrer exactement le degré de cette adipose on se sert du compas d'épaisseur.

Ce procédé de recherche est très utile en clinique car souvent l'adipose passe inaperçue.

En même temps qu'on appréciera par le pincement de la peau l'abondance et l'épaisseur du pannicule adipeux, on se rendra compte également de la place vide, laissée par le muscle atrophié.

La prolifération de la graisse dans le tissu cellulaire du membre malade peut être telle que la mensuration de la circonférence du membre atteint de sciatique peut dépasser de plusieurs centimètres celle du membre opposé.

Comment expliquer cette adipose locale? Dans son mémoire le Professeur Landouzy donne les raisons suivantes : A cause des troubles vaso-moteurs, il résulte une moindre oxydation — conséquence de la diminution « de la vitalité territoriale » ; le moins d'oxydation produit une moindre consommation des graisses, d'où l'obésité locale.

L'un de nous avec Vitry[1], par des expériences sur des lapins, a pu se rendre compte que les traumatismes du

---

1. Lortat-Jacob et Vitry, Congrès de Reims, 1907, et *Rev. de Médecine,* nov. 1908.

sciatique avaient, pour effet, d'amener rapidement, dans le domaine innervé par ce nerf, de l'adipose locale.

Cette adipose se distribue dès les premiers jours qui suivent l'intervention autour d'un ganglion lymphatique, normalement existant à la face postérieure de la cuisse du lapin, mais ce ganglion prend bientôt un volume très supérieur à celui qu'il a habituellement. Dans les expériences rapportées, il a d'ordinaire le volume d'une olive.

La graisse s'accumule encore tout le long du nerf sciatique.

Le dosage chimique de la graisse a permis de la retrouver dans les muscles du côté opéré, dans une proportion trois fois supérieure à celle du côté opposé.

Il ressort de ces expériences et des constatations tant histologiques que chimiques, qu'il y a lieu de faire intervenir un double facteur dans la production de l'adipose locale. L'un sous la dépendance de la fonction lymphoïde, l'autre régi par l'influence du système nerveux, ainsi que nous l'avons vu au chapitre de physiologie pathologique.

L'état de la peau est intéressant à noter. Rarement elle est d'aspect normal ; le plus souvent elle a une teinte violacée, surtout lorsque le sujet est dans la station debout.

Sa souplesse est diminuée, elle est parfois flasque, amincie et sèche, à cause de la diminution de la sécrétion sudorale.

Parfois, au contraire, on assiste à une véritable hyperidrose survenant par crises.

Sur cette peau mal nourrie, les infections microbiennes trouvent un terrain préparé et l'on voit fréquemment survenir des folliculites, des furoncles.

A côté de ces complications cutanées que l'on pourrait dire secondaires, existent des *trophodermites* se caractérisant soit par des érythèmes plus ou moins étendus, soit par des vésicules d'herpès.

Ces vésicules qui peuvent simuler une éruption zostériforme siègent sur le trajet du nerf sciatique.

Le mal perforant a été vu, à titre d'exception, au cours des sciatiques graves (Duplay).

Par le palper, dans certaines sciatiques sévères, on a pu constater une augmentatation du volume du nerf (Fernet).

L'énumération des troubles trophiques précédents met en évidence la mauvaise nutrition de la peau dans la sciatique et sa diminution de résistance ; on s'explique donc facilement que les traumatismes, les brûlures (par les méthodes thérapeutiques) aient pu produire des lésions, qui ont mis à se guérir une assez longue durée.

Les poils sont également atteints dans la sciatique névrite ; on trouve encore notée une hypertrichose exagérée.

TROUBLES DE LA THERMOMÉTRIE. — Associés à ces différents troubles trophiques et vasomoteurs, il faut encore
signaler des troubles portant sur la température du membre malade.

Le Professeur Landouzy insiste sur la diminution de la
température locale. On trouve parfois, en se servant d'un
thermomètre approprié, une différence d'un degré.

Le refroidissement peut être également apprécié au
toucher. Cet abaissement thermique est la traduction de la
diminution des oxydations locales.

TROUBLES DE LA SENSIBILITÉ. — S'il est un fait qui frappe
à la lecture des ouvrages classiques et des différentes monographies, c'est de voir combien les descriptions sont abré-
gées sur le chapitre des troubles de la sensibilité.

Les observations prises encore actuellement portent
très peu de renseignements sous ce rapport et lorsque ces
troubles sont mentionnés, ils ne le sont que d'une façon
peu précise.

Cependant depuis très longtemps ils avaient été remarqués et les travaux de Rousset[1] avaient déjà, en 1834,
signalé un affaiblissement de la sensibilité du membre
malade, même constatation faite plus tard par Martinet[2],

1. Rousset, Dissertation sur la sciatique nerveuse. *Thèse*, Paris, 1834.
2. Martinet, Traitement de la sciatique et de quelques névralgies par l'huile
de térébenthine. *Bullet. gén. de thérap.*, 1832.

dans un cas, et Gonthier de Saint-Martin[1] chez plusieurs malades.

Valleix en 1841 dans son traité des névralgies ne les mentionne pas.

Nota[2] les indique sans les préciser davantage, toutefois il insiste sur ce fait qui lui semble extraordinaire, à l'époque, que l'anesthésie disparaît lorsqu'on explore d'abord les parties normalement sensibles.

Hubert Valleroux[3] signale également cette même particularité :

« Dans la sciatique la sensibilité cutanée est constamment altérée... Il faudrait pénétrer plus avant et chercher quel jour ces modifications sensorielles peuvent jeter sur la nature de la sciatique, s'il y a quelque rapport à établir entre le caractère, la gravité et l'évolution de ce symptôme, envisagé dans son ensemble, enfin, si l'on peut en tirer partie pour les indications thérapeutiques. »

Ces remarques sont aujourd'hui pleinement confirmées et l'importance diagnostique, pronostique et thérapeutique de la topographie des troubles sensitifs dans les névralgies,

---

1. Gonthier de Saint-Martin, Considérations sur la névralgie et les moyens du traitement qui lui sont applicables. *Thèse*, Paris, 1835.

2. Nota, Études sur les troubles de la sensibilité et de la motilité dans les névralgies. *Arch. gén. Méd.*, 1854.

3. Hubert Valleroux, Des altérations de la sensibilité cutanée dans la sciatique. *Thèse*, Paris, 1870.

en général, et la sciatique en particulier, n'est plus à démontrer.

Cependant, depuis l'époque où Hubert Valleroux expri-
mait cette opinion, on cherche en vain les auteurs qui ont
attribué aux troubles sensitifs dans la sciatique, toute la
valeur qu'ils méritaient.

Il faut, toutefois, citer les articles de Fernet[1], Huchard[2], Lereboullet[3] sur la sciatique. Ces différents
mémoires insistent peu sur les troubles de la sensibilité.

Seul Homolle[4] ajoute des faits nouveaux à ce chapitre.

Il décrit l'anesthésie qui siège à la face antérieure et antéro-
interne du membre. Cette zone correspond à la distribution
périphérique du nerf crural ; il fait cette intéressante remarque, que le malade ignore cette plaque d'anesthésie.
Ce n'est que par l'examen méthodique que le médecin est
conduit à s'en rendre compte.

A la suite de ces travaux, la publication de MM. Guinon
et Parmentier[5] fait connaître les troubles de la sensibilité
dans le domaine des branches périphériques du nerf scia-

---

1. Fernet, De la sciatique et de sa nature. *Arch. gén. de Méd.*, 1878.
2. Huchard, Traité des névroses d'Axenfeld.
3. L. Lereboullet, Dict. Dechambre. Art. sciatique.
4. Homolle, Nouv. dict. de méd. et de chirurgie pratique. Art. sciatique.
5. Guinon et Parmentier, Sur une complication de la sciatique. *Arch. de Neurologie*, 1890.

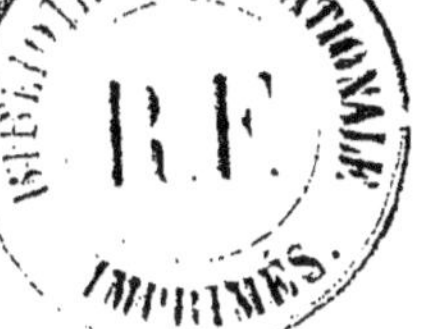

tique (sciatique poplité externe), et ces auteurs en donnent une description à laquelle les travaux ultérieurs n'ont rien ajouté.

MM. Achard et Soupault[1] ont pu, en recherchant les troubles de la sensibilité au niveau du membre malade, mettre en évidence une nouvelle forme de sciatique : la sciatique hystérique.

Phulpin[2] apporte des réserves aux affirmations de Hubert Valleroux touchant la fréquence de ces troubles sensitifs, mais il en reconnaît l'importance et décrit trois formes d'anesthésie :

a) Une forme circonscrite en petites plaques ;

b) Une forme s'étendant à une ou plusieurs branches périphériques du nerf ;

c) Une forme plus rare, s'étendant à un ou plusieurs segments du membre, « ainsi qu'on l'observe, dit-il, dans la névrite alcoolique ou saturnine ».

Il a soin de distinguer ces troubles sensitifs de l'anesthésie hystérique, en basant son diagnostic sur les limites segmentaires de cette dernière, coexistant avec des stigmates névropathiques. Pour cet auteur l'anesthésie s'étendant

1. Achard et Soupault, Sciatique et hystérie. *Gazette des Hôpitaux*, 21 juillet 1892.

2. Phulpin. Sciatique, en particulier, troubles de la sensibilité et des réactions électriques. *Thèse*, Paris, 1895.

à un segment du membre appartient aux sciatiques névrites.

Ces affirmations sont confirmées en partie par Dubarry [1] qui dit :

« Les troubles de la sensibilité affectent rarement une topographie répondant exactement à la zone de distribution périphérique du nerf. Ils se montrent quelquefois par îlots parcellaires mais le plus souvent occupent toute une face ou tout un segment du membre ou le membre entier », et il ajoute : « Il nous a été impossible de fixer le déterminisme étiologique qui provoque dans la névralgie sciatique l'apparition des troubles de la sensibilité cutanée. »

Dans toute cette étape de recherches laborieuses, destinées à mettre en évidence la valeur des troubles sensitifs dans les affections du nerf sciatique, si les auteurs décrivent exactement les troubles qu'ils ont pu observer, aucun à notre connaissance ne rapporte ces divers troubles à leur véritable cause. Ils sont, la plupart, frappés de l'existence d'anesthésie ou d'hyperesthésie en dehors du territoire même du sciatique ; aucun ne décrit la forme exacte de ces zones de sensibilité anormale et ne leur donne une

1. Dubarry, Contribution à l'étude de la sensibilité cutanée dans la sciatique. *Thèse,* Paris, 1903.

conclusion basée sur la connaissance de la topographie radiculaire.

Lorsqu'on consulte les traités classiques au chapitre des troubles sensitifs dans les sciatiques on voit les descriptions suivantes d'après M. Hallion[1] : « La sensibilité cutanée est souvent altérée, on constate dans le territoire du sciatique, surtout au niveau des foyers douloureux, des îlots d'anesthésie, plus ou moins complète ; l'hyperesthésie est plus rare... Dans les sciatiques graves, au bout d'un certain temps, on voit souvent apparaître une anesthésie non plus en plaques, mais en larges nappes. Peut-être ces deux modalités de l'anesthésie reconnaissent-elles un mécanisme un peu différent. Notons que des plaques d'anesthésie peuvent se montrer dans des territoires nerveux ne dépendant pas du nerf atteint de névralgie, dans celui du crural, par exemple. »

MM. Pitres et Vaillard dans leur article très documenté[2] s'expriment ainsi : « La peau du membre malade peut présenter des troubles sensitifs, de l'anesthésie variable, depuis l'îlot de petite dimension jusqu'aux larges placards occupant parfois toute une face du membre ; ces

1. Hallion, Traité de Médecine, Bouchard et Brissaud, 2ᵉ édit., t. VI, p. 920, Article sciatique.

2. Pitres et Vaillard, Traité de médecine et de thérapentique, Brouardel et Gilbert, t. X, p. 177, Art. sciatique.

troubles accentués sont le fait des sciatiques graves et anciennes.

« L'hyperesthésie a été signalée ainsi que diverses sensations paresthésiques sans caractères spéciaux.

M. Brühl[1] écrit d'autre part : « Les troubles de la sensibilité affectent divers types : tantôt la sensibilité reste normale, tantôt il y a hyperesthésie, mais plus intéressants sont les faits qui s'accompagnent d'anesthésie, et où les diverses modalités de la sensibilité sont plus ou moins touchées.

« L'anesthésie s'observe surtout dans la sciatique hystérique. »

Enfin Dieulafoy[2] est très bref sous le rapport des troubles de la sensibilité objective ; « il y a de l'hyperesthésie cutanée ou de l'anesthésie si la névralgie est invétérée. »

Étant donné les divergences d'opinion sur les caractères des zones d'anesthésie et d'hyperesthésie dans la sciatique, nous avons repris l'étude de cette question.

Sous l'influence des idées du Professeur Déjerine, qui a mis en lumière l'importance des recherches sur la topographie radiculaire, nous avons, dans des travaux successifs

---

1. Brühl, Manuel de médecine, Debove et Achard, t. IV, Art. névralgie sciatique, p. 165.

2. Dieulafoy, Manuel de pathologie interne, t. III, 4ᵉ édit., p. 834.

publiés depuis 1904[1] démontré que la plupart de ces zones
d'anesthésie et d'hyperesthésie correspondaient aux territoires cutanés d'innervation des racines qui entrent dans
la composition du nerf sciatique.

Dans ces différentes publications nous avons pu décrire,
en nous appuyant sur la connaissance des schémas radiculaires classiques, une nouvelle forme d'altération du nerf
sciatique. En raison de l'importance de la participation des
racines du nerf à ce syndrome nous avons donné à cette
forme le nom de *sciatique radiculaire*.

Depuis nos mémoires, d'autres auteurs ont confirmé
l'existence de cette forme et ont apporté des faits à l'appui.
Gavazenni[2], directeur de l'Institut de Bergame, résume la
question de la manière suivante :

« On décrit, avec le professeur Landouzy, une névralgie
et une névrite sciatique, l'une et l'autre révélant tou-

1. Lortat-Jacob et Sabaréanu, Un cas de sciatique radiculaire unilatérale.
Presse médicale, 5 octobre 1904, n° 80 (cet article était déposé au journal en
mars 1904).

Lortat-Jacob et Sabaréanu, Sciatique radiculaire. *Rev. de médecine*, 1905,
n° 11, 10 novembre.

Lortat-Jacob, Valeur diagnostique et pronostique de la sciatique radiculaire.
Trib. médicale, 24 mars 1906.

Lortat-Jacob et Salomon, *Soc. méd. des hôpitaux*, 28 juin 1907.

Lortat-Jacob et Sabaréanu, Discussion sur la sciatique radiculaire, à propos
de deux nouveaux cas. *Trib. médicale*, 1908.

2. Gavazenni, Un cas de sciatique radiculaire unilatérale. *Policlinico*, août
1905.

jours une altération plus ou moins profonde du nerf sciatique et pour lesquelles semble précise et très appropriée
l'appellation de névralgie sciatique et de névrite sciatique.

« A la sciatique tronculaire, qui comprend les deux formes classiques de la sciatique, Lortat-Jacob et Sabaréanu
opposent une forme de sciatique qui n'a pas été décrite
jusqu'à maintenant, je veux dire la radiculite sciatique ou
la sciatique radiculaire. » Berthéol[1] dans une thèse très
documentée, où la bibliographie est complète, apporte,
avec des faits personnels, une mise au point de la question.

Camus et Sézary[2], Thomas[3], Roussellier[4], Mosny et Malloizel[5], Strœscu de Bucarest[6], Miraillié[7], Jeanselme et Sézary[8]

1. R. Berthéol, Contribution à l'étude de la sciatique radiculaire, type Lortat-Jacob-Sabaréanu. *Thèse*, Paris, 1906.

2. Camus et Sézary, *Soc. de Neurologie*, 6 déc. 1906 et *Presse médicale*, 24
avril 1907.

3. Thomas, A propos de la sciatique, les radiculites du membre inférieur.
La clinique, nº 7, 15 février 1907.

4. Rousselier, Les troubles de la sensibilité dans la radiculite sciatique syphilitique. *Thèse*, Paris, 1907.

5. Mosny et Malloizel, Méningo-radiculite lombaire consécutive à une ostéite
tuberculeuse. *Soc. Méd. des Hôp.*, Paris, 9 nov. 1907.

6. Constantin Strœscu, Sciatica Radiculara. *Thèse*, Bucarest, 1907.

7. Miraillié, Les radiculites. *Gazette méd.*, Nantes, 15 fév. 1908.

8. Jeanselme et Sézary, Radiculite lombaire. *Soc. neurol.*, 4 juillet
1907.

Paul Camus [1], Verger [2] ont envisagé la question des troubles sensitifs dans la sciatique et ont noté constamment l'importance des troubles radiculaires. Tous ces travaux démontrent surabondamment l'existence d'un type nouveau de sciatique radiculaire, confirment l'enseignement du Professeur Déjerine et montrent dans l'étude des sciatiques la nécessité de créer des divisions basée sur la description des troubles sensitifs objectifs.

Ces divisions sont fondées en partie sur des constatations de troubles de la sensibilité affectant d'une part la topographie périphérique, d'autre part la topographie radiculaire.

Les sciatiques névralgie et névrite constituent le premier groupe ; ce sont les sciatiques tronculaires.

Les sciatiques radiculaire forme le second.

CARACTÈRES GÉNÉRAUX DES TROUBLES DE LA SENSIBILITÉ APPARTENANT A CES DEUX FORMES. — Nous ferons remarquer, par avance, que les troubles de la sensibilité dans ces deux variétés anatomiques de sciatique, consistent indifféremment soit en anesthésie, soit en hypoesthésie et hyperesthésie.

Généralement la sensibilité est prise dans tous ses modes,

1. Paul Camus, Etude de neuropathologie sur les radiculites. *Thèse*, Paris, 1908.

2. Verger, Formes cliniques et diagnostic des névralgies. Congrès français des aliénistes et neurologistes, Dijon, 1908.

— chaleur, froid, tact, douleur — mais, cependant, plusieurs observations constatent une dissociation. Celle-ci porte alors, le plus souvent, sur la persistance de la sensibilité à la température. Lorsqu'on a affaire à de l'anesthésie, il faut savoir que rarement celle-ci est égale sur tout son territoire. Il existe généralement à la limite supérieure et à la périphérie de cette anesthésie, dans le cas de sciatique névralgie et de sciatique névrite (sciatiques tronculaires) une zone d'hypoesthésie. On a même signalé des associations de troubles d'anesthésie et d'hyperesthésie sur le même membre, dans des régions mitoyennes, c'est ainsi que Rosenthal[1] rapporte un cas dans lequel l'anesthésie de la face antérieure de la cuisse coïncidait avec l'hyperesthésie du mollet. Nous retrouvons la même particularité dans l'observation de Gavazenni[2] où l'anesthésie occupe la Ire et IIe racines sacrées c'est-à-dire le territoire de la jambe et du pied ; l'hypoesthésie à la cuisse, domaine de la IIe, IIIe, IVe racines lombaires, surmontée d'un hyperesthésie dans la Ire racine lombaire.

Parfois à l'hyperesthésie fait place l'anesthésie.

Avant d'aborder l'étude de la sensibilité dans la sciatique, il est indispensable d'adopter une technique qui

---

1. Rosenthal, Traité clinique des maladies du syst. nerveux, traduct. Lubanski, Paris, 1878.

2. Gavazenni, *Policlinico*, 1905, *loc. citat.*

puisse fournir dans un examen délicat des résultats précis.

Il faut, en première ligne, faire de très courtes séances d'exploration. Si, en effet, on veut prolonger l'examen, l'attention du malade se fatigue et il répond à tort et à travers, parfois inconsciemment, parfois aussi pour se débarrasser d'un examen ennuyeux. On aura soin aussi de procéder sans fournir oralement aucune explication, afin d'éviter toute suggestion chez lui.

Les placards ou les bandes des troubles sensitifs seront repérés avec un crayon dermographique en ayant soin de faire fermer les yeux du malade et d'effacer les traces de dessin avant de lui faire ouvrir les yeux. De cette façon il ne peut nullement garder du jour au lendemain le souvenir précis des troubles accusés à un examen précédent.

On fera aussi également que possible des piqûres superficielles assez espacées, en nombre égal, d'abord sur le membre douloureux, puis sur le membre sain, pour comparer la sensibilité de ces deux membres.

Cette exploration devra être faite par territoires.

On explorera méthodiquement d'abord les deux régions externes, puis les deux régions internes, enfin les deux faces antérieures, les deux faces postérieures, puis les bourses comparativement et de même les deux régions périanales (territoire de la IIIe racine sacrée). De la sorte on prendra

connaissance de la sensibilité des deux côtés respectivement.

Ayant ainsi procédé et constaté, par exemple, une anesthésie marquée, de la région externe et antérieure de la cuisse
droite (V[e] lombaire), on cherchera à délimiter la largeur de
cette bande.

Partant du point le plus anesthésique de la bande on
demandera au malade de répondre simplement *oui*, dès
qu'il sentira une piqûre nette dans la région interne de la
cuisse. Dès cette réponse obtenue on placera un trait de
crayon et on continuera ainsi pour toute la hauteur de la
cuisse.

On procédera de même pour la limite externe de cette
bande.

Pour la limite supérieure et inférieure la sensibilité sera
également recherchée excentriquement par rapport à la zone
anesthésique. Ce faisant on obtiendra un territoire d'anesthésie, un peu moins large qu'il ne l'est en réalité, en raison du phénomène de *sommation des excitations,* sur lequel
insiste tout particulièrement sous ce rapport le Professeur
Déjerine [1]: « En examinant, par exemple, une région anesthésique dont nous esquissons rapidement les limites avec

1. Déjerine, t. V, Traité de pathologie générale ; Bouchard, Sémiologie
du syst. nerveux, p. 942.

le crayon dermographique, nous voyons quand nous continuons d'étudier cette anesthésie, pendant un certain temps, cette zone se rétrécir ; cette particularité est due sans doute à la sommation des excitations produites par les piqûres continues, piqûres qui finissent par réveiller les neurones auxiliaires ou leurs restes. » On sait d'après Sherrington, Déjerine, que chaque territoire cutané est innervé par, au moins, trois racines différentes et que la section d'une seule racine ne suffit pas pour créer une anesthésie, mais qu'il faut, si l'on veut la voir survenir, couper également la racine sus-jacente et la racine sous-jacente.

Enfin nous ajouterons que les constatations touchant l'étendue des territoires d'anesthésie radiculaire, pourront varier chez le même sujet ; ces éventualités, que l'un de nous[1] a pu mettre en évidence dans les anesthésies radiculaires, semblent avoir trait à la précocité même de ces troubles qui avant d'atteindre leur période d'état, passent par une étape de début où ils peuvent subir des rétrocessions passagères.

Voyons maintenant la distribution topographique des troubles de la sensibilité suivant la forme de la sciatique.

TROUBLES DE LA SENSIBILITÉ DANS LA SCIATIQUE TRONCULAIRE (SCIATIQUE NÉVRALGIE, SCIATIQUE NÉVRITE). — Une

---

1. Heitz et Lortat-Jacob, *Revue de Neurologie*, n° 24, 31 déc. 1902.

sensibilité est dite à topographie périphérique quand elle épouse exactement la distribution périphérique d'un nerf ou une partie de sa distribution.

Si l'on envisage au point de vue anatomique la distribution périphérique du sciatique on voit qu'il occupe la moitié externe de la face antérieure de la jambe, la face externe et la partie externe de la face postérieure en commençant au niveau de la rotule ; plus bas il occupe tout le pied sauf son bord interne et le bord interne du gros orteil.

Le schéma que nous indiquons en dira plus que les descriptions.

On voit que les troubles de la sensibilité dans la névrite sciatique ou la névralgie sciatique tronculaire seront répartis exactement à la jambe et au pied dans les limites du schéma.

Tout trouble sensitif en dehors de ce territoire devra être analysé avec soin et rapporté à sa cause véritable, car on ne saurait l'attribuer dans ce cas à une altération du tronc nerveux, ou de l'une de ses branches.

Lorsqu'on dépouille certaines observations anciennes on est frappé de voir des descriptions d'altérations sensitives dans des cas considérés comme sciatique névrite, occupant une zone en dehors de la distribution du nerf périphérique, et aujourd'hui il est impossible de faire la part qui revient dans ces cas aux

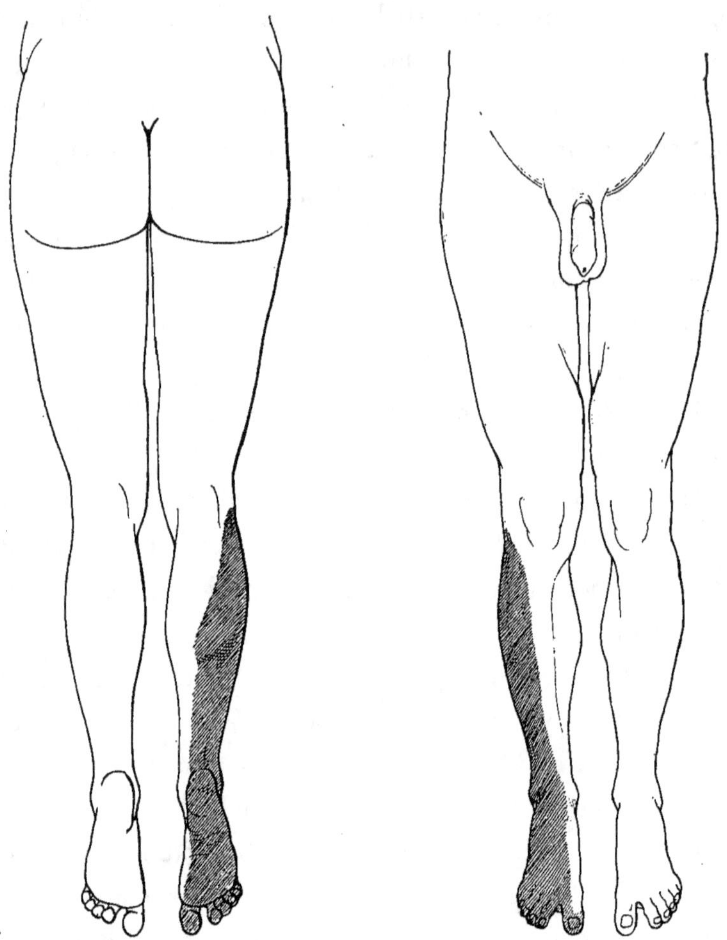

Fig. 9 et 10. — Distribution périphérique de l'anesthésie dans la sciatique tronculaire

sciatiques tronculaires ou aux sciatiques radiculaires.

Au contraire dans le très intéressant travail de MM. Guinon et Parmentier[1] nous rencontrons diverses catégories d'observations et de schémas très suggestifs.

Dans quelques cas, la topographie des troubles sensitifs occupe exactement et rigoureusement la distribution périphérique du nerf sciatique et dans les autres, ces auteurs ont reproduit fidèlement ce que la clinique leur montrait, sans préoccupations de la distribution nerveuse périphérique. Ils ont ainsi rencontré, à n'en pas douter, des zones d'hypoesthésie et d'anesthésie à la cuisse, comme dans leur observation X notamment.

Leur discussion très intéressante montre assez toute l'importance de ces troubles et toute la valeur de leur diagnostic quand ils se refusent à voir dans ce cas des troubles hystériques. Il n'y a rien à reprendre aux raisons qu'ils donnent pour éliminer ce diagnostic et aujourd'hui que nous connaissons bien les schémas radiculaires, il nous est permis de nous demander si nous ne sommes pas en présence d'un cas de sciatique radiculaire.

De même dans la thèse de M. Phulpin, on pourrait aujourd'hui, à la lumière des acquisitions radiculaires modernes, faire la part des observations qui concernent les trou-

---

1. Guinon et Parmentier, *loco citato*.

bles de la sensibilité périphérique et les troubles de la sensibilité en dehors de ce domaine.

Très nettement M. Phulpin rapporte des cas types de troubles sensitifs à topographie périphérique dans cinq observations.

De ces différentes observations il ressort que rarement, en cas de sciatique névralgie ou névrite, les troubles de la sensibilité occupent tout le territoire périphérique du sciatique. Il est plus habituel, au contraire, de les voir circonscrits, localisés, parcellaires.

A ce propos, les plus belles observations d'anesthésie très limitées et rigoureusement parcellaires sont précisément celles où le traumatisme a causé une lésion directe et profonde du tronc sciatique lui-même.

Nous citerons à l'appui un cas rapporté par L. Lereboullet[1] et appartenant à Larue, où il s'agissait d'un homme qui avait reçu un coup de feu dans le sciatique ; on observa seulement une anesthésie du pied et un peu d'engourdissement et ce qui est encore remarquable dans ce cas, c'est que l'anesthésie au bout de 20 jours fut remplacée par de l'hyperesthésie.

Nous connaissons un cas de sciatique dû à l'injection de sel de mercure dans le tronc nerveux au niveau de la région

---

1. Lereboullet, Dict. Dechambre. Art. sciatique, p. 629.

fessière. Trois jours après, le malade fit une névrite du nerf
sciatique ; les troubles de la sensibilité n'existaient qu'au

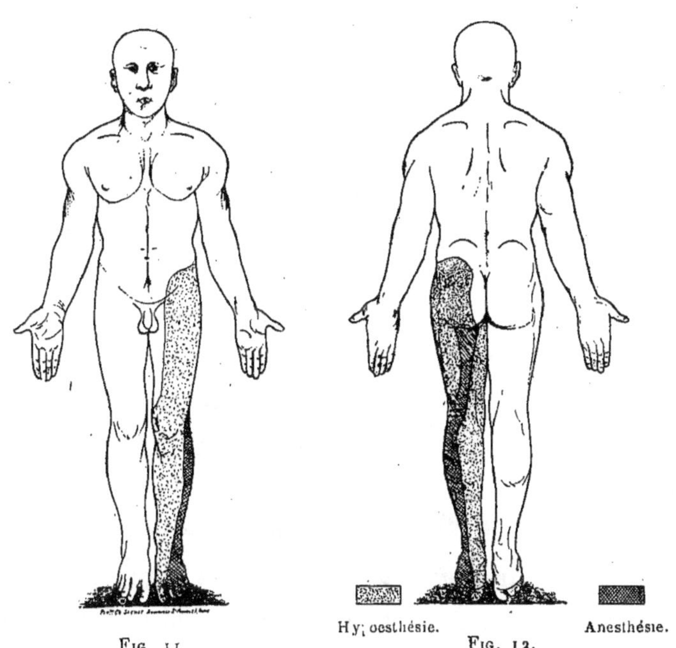

Fig. 11.   Fig. 12.

Type de sciatique radiculaire.

pied et consistaient en hyperesthésie à la plante et en
anesthésie à la face dorsale.

Troubles de la sensibilité dans la sciatique radiculaire. — Dans le paragraphe précédent nous avons décrit les caractères des troubles sensitifs dus à une lésion
du tronc sciatique et de ses branches périphériques,

constaté qu'ils sont limités au pied et à la jambe et qu'ils affectent dans ces deux territoires exclusifs, les caractères d'être circonscrits, localisés et souvent parcellaires.

Tout différents sont les troubles à topographie radiculaire.

Ils ont pour caractéristique d'être distribués en bandes verticales ou obliques, d'être répartis généralement au moins sur deux segments du membre inférieur et très souvent sur la fesse, la cuisse, la jambe, le pied.

Nous en avons donné la description au cours des altérations du sciatique[1], et nombre d'auteurs depuis cette époque ont retrouvé les mêmes altérations radiculaires.

C'est d'après un grand nombre d'observations que nous pouvons établir la symptomatologie des troubles de la sensibilité au cours de la sciatique radiculaire. Nous confirmerons ici nos premières constatations.

Au point de vue des racines touchées on voit que la racine la plus fréquemment indiquée est la Ve racine lombaire ; elle figure dans 24 cas.

Vient ensuite la Ire racine sacrée, lésée dans 23 cas.

---

1. Lorlat-Jacob-Sabaréanu, *Revue de médecine*, 1905, *Loc. cit.* et Thèse de Berthéol.

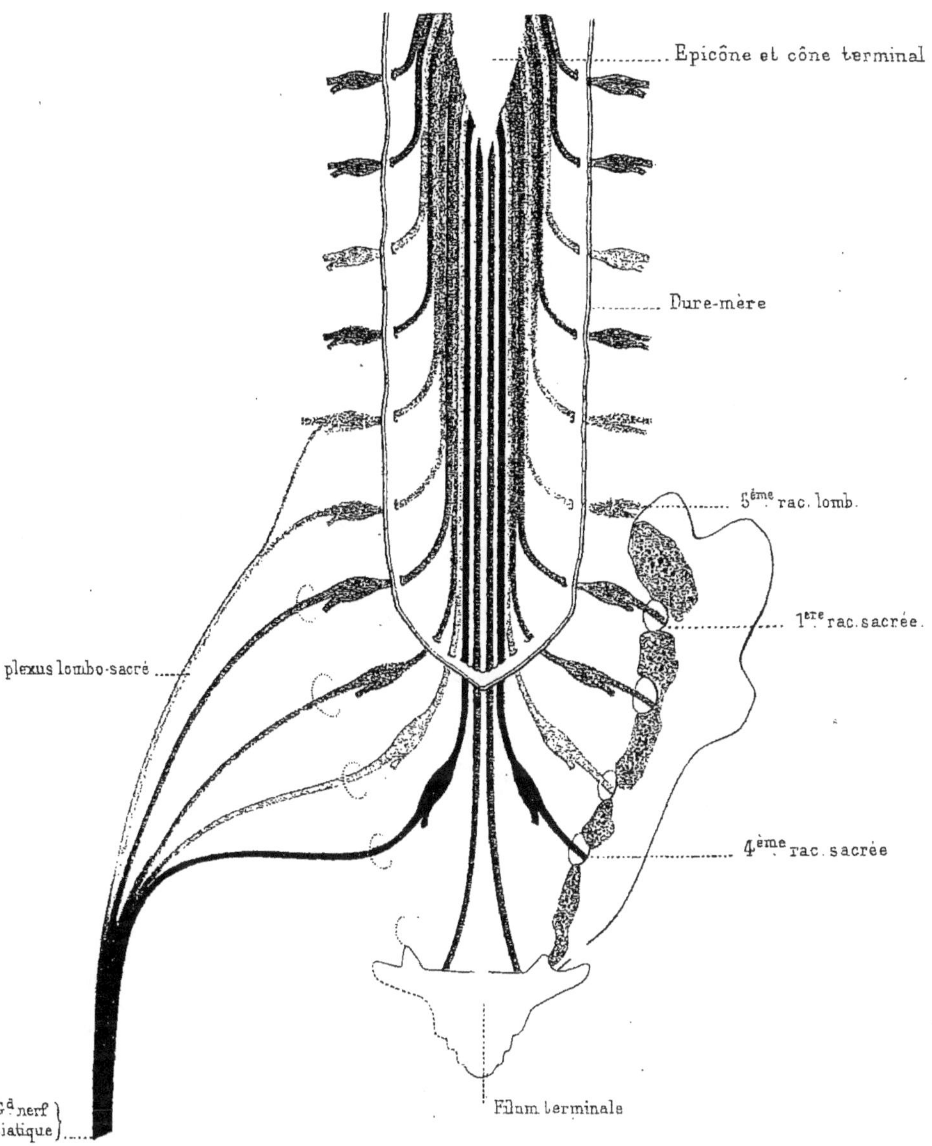

Schéma montrant l'épicône, le cône terminal, la queue de cheval, le plexus lombo-sacré. On peut suivre jusqu'à leur origine les racines qui constituent le nerf sciatique.

Masson et Cie éditeurs.

La IIe sacrée : 20 fois.

La IVe lombaire : 14 fois.

Ce sont ces racines (IVe, V^e lombaires, Ire et IIe sacrées)

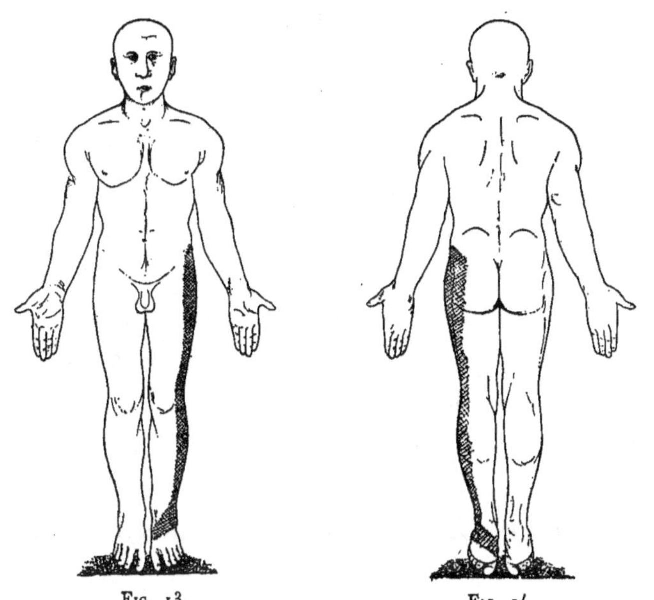

Fig. 13.   Fig. 14

Type de sciatique radiculaire.

qui fournissent la grande majorité des cas de sciatiques radiculaires.

Ce sont d'ailleurs les racines qui constituent le nerf sciatique.

On signale encore les racines : Ire, IIe, IIIe lombaires et la IIIe sacrée. Mais il est juste de faire remarquer qu'on ne peut les faire intervenir pour la même valeur, dans la production du syndrome sciatique radiculaire. Elles sont d'ailleurs prises bien moins fréquemment que les précédentes ; la Ire et IIe lombaires figurent 3 fois sur 28 cas et la IIIe lombaire 5 fois.

Il y a donc là une proportion véritablement inférieure.

Nous ajouterons que dans les cas où elles sont citées, si on examine d'une manière attentive les observations, on arrive à concevoir une interprétation souvent différente. En effet, la confusion est possible en ce qui concerne les premières lombaires avec les racines sous-jacentes, car les schémas classiques ne concordent pas sous ce rapport avec les descriptions des observations.

C'est ainsi que nous disions dans notre premier mémoire que si l'on veut comparer les deux schémas de Kocher et Thorburn que nous reproduisons ici, on trouve qu'une lésion qui occupe les IIIe, IVe lombaires d'après Kocher pourrait être attribuée par Head et Thorburn, Allan, Star et Sherrington à la seule V[e] lombaire (Voir comparativement les figures 16 et 19).

Donc un pourcentage fait en se basant sur les schémas de ces derniers auteurs donnerait une fréquence presque exclusive aux Ve lombaires, et aux Ire et IIe sacrées.

---

1. Lertat-Jacob et Sabaréanu, *Tribune médicale*, 1908.

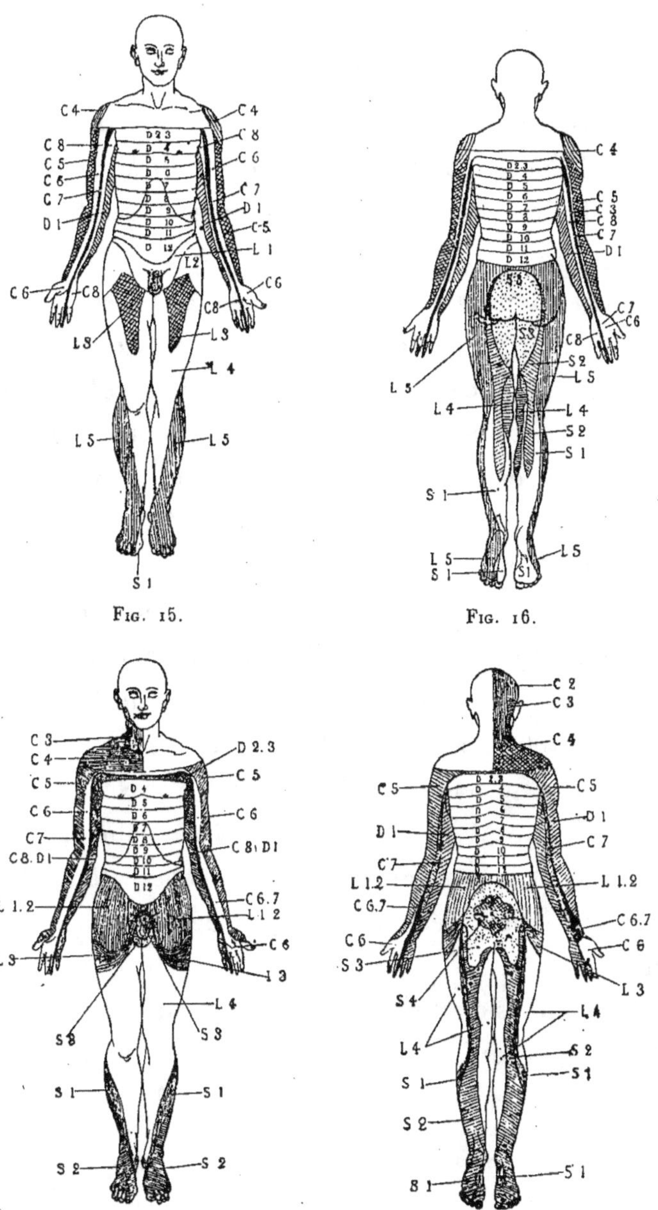

Schémas d'innervation radiculaire, empruntés à la sémiologie du professeur Déjerine.
Fig. 11 et 12, schémas de Thorburn.   Fig. 13 et 14, schémas de Kocher.

Cette disposition nous a permis, dans bien des cas, de trouver l'explication des bandes d'anesthésie qui, par certains de leurs caractères, nous eussent semblé paradoxales[1].

Camus a adopté une pareille manière de procéder[2].

Loin de nous la pensée de rejeter toute lésion des racines lombaires supérieures en association avec les autres racines du sciatique, mais nous sommes obligés de faire remarquer encore une fois, combien cette association est rare et fruste ; à ce titre elle mérite plutôt de rentrer dans les complications.

Les altérations sensitives que l'on trouve le plus souvent notées sont l'hypoesthésie et l'hyperesthésie pures. L'une et l'autre ont été observées simultanément dans dix cas.

L'hypoesthésie est habituellement répartie sous tous les modes. Dans un seul cas elle n'affectait que le tact et la douleur ; il y avait donc dissociation (Roussellier).

En général, la sensibilité osseuse est conservée ; elle ne fut constatée diminuée que dans peu de cas (Gauckler et Roussy).

L'hyperesthésie affecte aussi tous les modes. Exceptionnellement elle est remplacée par de l'anesthésie (Lortat-

---

1. Lortat-Jacob et Sabaréanu, *Rev. de méd.*, Sciatique radiculaire.
2. Camus, Les radiculites, p. 54, 1908.

Jacob et Sabaréanu, Strœscu) et dans un autre cas elle fut remplacée par de l'hypoesthésie (Camus).

L'anesthésie seule a été trouvée dans quatre cas ; dans l'un elle est associée à une diminution de la sensibilité osseuse.

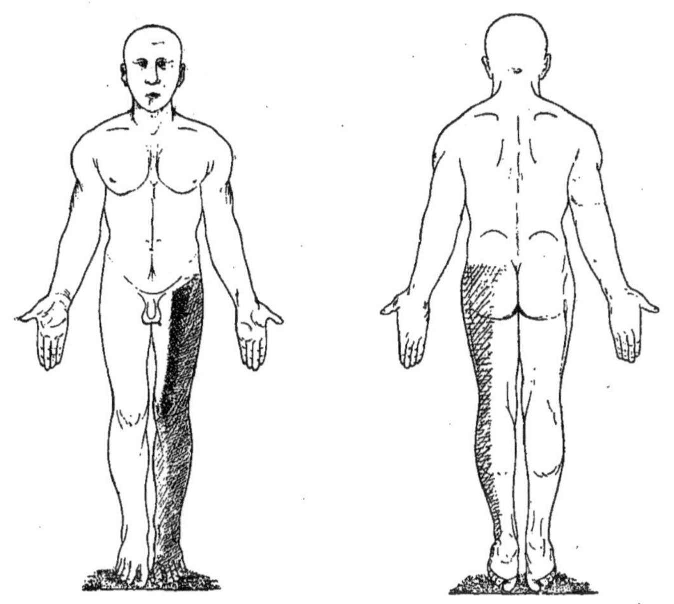

Fig. 19.   Fig. 20.

Type de sciatique radiculaire.

Dans trois autres cas, l'anesthésie et l'hypoesthésie se montraient en bandes mitoyennes.

De plus, dans l'un de ces trois cas il y avait également une diminution de la sensibilité osseuse (Camus et Sézary).

Enfin dans le cas de Gavazenni on trouve associées à la fois l'anesthésie, l'hypoesthésie et l'hyperesthésie dans des territoires radiculaires différents.

En conclusion, ce que l'on observe le plus souvent c'est l'altération de la sensibilité d'un seul type et sous tous ses modes. Par exemple, on rencontre exclusivement sur le même malade soit l'anesthésie, soit l'hyperesthésie, soit l'hypoesthésie et exceptionnellement les associations de ces différents types.

VI

SYMPTOMES ASSOCIÉS

Nous venons de voir les symptômes propres à la sciatique ; mais cette affection éminemment douloureuse
ne va pas sans retentir parfois, à des degrés variables, sur
l'état général et sans provoquer dans le domaine des autres
appareils des réactions qu'il faut maintenant envisager.

L'état général est indemne dans les formes légères. Toutefois l'affection qui commande la sciatique peut également
tenir sous sa dépendance des modifications importantes de
l'état général (diabète, mal de Pott, cancer, syphilis, etc.).

Les troubles de l'état général n'apparaissent alors que
comme une conséquence de la maladie causale.

Mais en dehors des cas visés ci-dessus, la sciatique dans
ses formes douloureuses ou anciennes peut retentir d'une
façon sensible sur l'économie. C'est ainsi que pendant les
crises douloureuses on a noté l'amaigrissement et l'insomnie.

En raison des douleurs et des insomnies il peut survenir

un syndrome neurasthénique. Variable suivant la prédisposition des malades, cette neurasthénie affecte assez souvent la forme de mélancolie, d'hypocondrie et on cite des observations où l'intensité de la douleur a poussé les malheureux patients au suicide (cas d'Ollivier d'Angers).

Troubles sécrétoires. — Il est remarquable de voir combien cette affection prédispose à des variations dans l'intensité des sécrétions, au moins pendant les paroxysmes douloureux. Nous avons pu nous rendre compte directement sur un de nos malades, soigné dans le service du Professeur Landouzy, de l'intensité d'un larmoiement et d'une hydrorrhée véritable.

L'épiphora et les crises de transpiration revenaient régulièrement à chaque accès douloureux et prenaient fin avec lui.

Mais le trouble sécrétoire qui est le plus fréquemment décrit par les auteurs consiste en véritables crises polyuriques ; cette polyurie a donné lieu à de nombreuses discussions pathogéniques en 1891-1892. C'est MM. Debove et Rémond de Metz qui la décrivent les premiers en 1891. Leur premier cas était un malade, urinant 3 à 4 litres d'urine par jour depuis le commencement de ses douleurs sciatiques. La même polyurie s'était montrée déjà quelques années auparavant, lors d'une première crise.

A la suite de ce cas, ces deux auteurs purent en retrouver

d'autres et admirent que la polyurie est un phénomène habituel dans la sciatique, durant autant que le syndrome. La polyurie se voit surtout dans les cas graves et fait défaut, au contraire, dans les formes légères. De plus MM. Debove et Rémond font remarquer que la polyurie qui manque dans la névralgie faciale, affection douloureuse au premier chef, doit être indépendante du phénomène douleur. Se basant sur l'expérience suivante, à savoir que l'excitation centrale du sciatique produit une vaso-constriction des petits vaisseaux et une augmentation de la pression artérielle, ils expliquent par un mécanisme analogue la production de ce symptôme [1].

Ces faits furent confirmés à la même époque par Mathieu [2] et par Lépine [3].

Les expériences de Hugonnard démontrent que l'excitation très forte du sciatique diminue et suspend même la sécrétion urinaire, tandis que l'excitation légère de ce nerf amène la polyurie.

Pour Huchard [4] il n'y a pas lieu d'invoquer une excitation du sciatique, mais plutôt de considérer l'état des

---

1. Debove et Remond, *Bull. Soc. méd. des hôp.*, 1891, p. 472.
2. Mathieu, *Soc. méd. des hôp.*, 1891.
3. Lépine, *Soc. méd. des hôp.*, même année, séance suivante.
4. Huchard, Tension artérielle et sécrétion urinaire dans la sciatique. *Bull. Soc. méd. des hôp.*, 1892, p. 117.

artères de l'individu atteint de cette affection. L'artériosclé-rose serait pour lui responsable de cette polyurie.

Huyghe[1], Phulpin admettent que la polyurie n'est pas absolument liée à l'évolution de la sciatique. Il n'y a sous ce rapport aucune règle à établir et dans leurs cas elle s'est toujours montrée indépendante de la tension artérielle[2].

Signalons enfin la glycosurie dont l'interprétation est complexe et que nous n'avons jamais rencontrée en dehors d'un syndrome diabétique qui tenait sous sa dépendance la névralgie sciatique.

1. Huyghe, thèse, Lille, 1894.
2. Phulpin, thèse, Paris, 1895, p. 62.

VII

FORMES CLINIQUES

D'après les descriptions précédentes il résulte que l'on doit envisager deux formes anatomo-cliniques :

1° la sciatique tronculaire ;

2° la sciatique radiculaire.

A. — Sciatique tronculaire. — Cette forme la plus communément décrite comprend tous les cas connus jusqu'au moment où l'on prit soin de rechercher la topographie radiculaire. Elle se divise en deux modalités cliniques correspondant à des formes de pronostics variables : la sciatique névralgie, la sciatique névrite. La présence ou l'absence de troublés trophiques associés à des variantes dans la forme de l'accès douloureux et l'intensité de la douleur distinguent ces deux formes.

α. *Sciatique névralgie.* — Le seul élément qui paraisse appartenir en propre à cette forme clinique est la douleur.

La meilleure description qui en fut donnée est celle du

professeur Landouzy qui s'exprime ainsi : « Le malade névralgique est pris subitement de douleurs qui révèlent d'emblée toute leur acuité. Les douleurs sont élançantes avec alternative de calme et de redoublement. A la faveur du repos ou d'une position que le malade s'ingénie à trouver, la douleur spontanée cesse, pour reprendre avec intensité, sous l'influence d'un effort ou d'un mouvement.

« Les souffrances spontanées ou provoquées sont accusées sur un ou plusieurs des points d'émergence.

« La palpation du tronc même du sciatique indolore ne décèle aucun changement dans son volume. Quelles que soient l'acuité et la durée des souffrances, il ne survient aucun trouble de nutrition. Les douleurs disparaissent assez rapidement, en revanche leur retour semble facile » (Landouzy).

Cette description résume en quelques lignes les principaux caractères de la sciatique névralgie.

Cette forme est donc symbolisée par :

1º la brusquerie du début ;

2º l'intensité des accents douloureux ;

3º le calme absolu entre les accès ;

4º la guérison rapide ;

5º les récidives fréquentes ;

6º l'absence de troubles de nutrition du côté du membre.

Ajoutons, en outre, l'absence de toute modification dans l'examen électrique.

β. *Sciatique névrite*. — Cette forme fut décrite pour la première fois par le professeur Landouzy [1] en 1875 en ces termes : « Dans la sciatique névrite le début est lent et insi-
« dieux ; le malade a ressenti de la gêne, de l'engourdisse-
« ment dans la cuisse, avant de se plaindre des douleurs
« aiguës. La première période des manifestations doulou-
« reuses a été compatible avec le travail et même la fatigue
« du sujet. Ce sont les phénomènes aigus qui ont com-
« mandé l'entrée à l'hôpital.

« A ce moment il ne se plaint pas seulement de douleurs
« élançantes, dans tel ou tel point(malléolaire,péronier,etc.,
« etc.), douleur spontanée ou provoquée qui aient dans
« leur mode d'apparition et de disparition toute l'allure et
« tous les caprices des manifestations névralgiques. Il se
« plaint avec une insistance, dont on devra tenir grand
« compte, d'une sensation gravative, engourdissante, qu'il
« rapporte au tronc même du sciatique, avec une précision
« tout anatomique.

« Le patient, même dans les moments d'accalmie, a
« toujours conscience de son mal.

---

1. L. Landouzy, De la sciatique et de l'atrophie musculaire qui peut la compliquer. *Archives générales de médecine*, mars, avril, mai 1875.

« Cette souffrance variable dans son intensité, remar-
« quable par sa continuité, autant que par son siège, indé-
« pendante des points douloureux périphériques, est accrue
« par toute pression exercée sur le tronc du nerf qu'on
« peut sentir plus volumineux que celui du côté sain.

« Chez le malade apparaissent des troubles nutritifs, le
« plus souvent l'atrophie musculaire, et cela qu'elle qu'ait
« été la durée de l'affection.

« Cette sciatique est plus rebelle que la première et si les
« souffrances, moins aiguës, sont jusqu'à un certain point
« compatibles avec le fonctionnement du membre, les
« sensations pénibles persistent avec le caractère engour-
« dissant et gravatif quelles conserveront longtemps après
« que toutes les douleurs aiguës d'accès spontané ou pro-
« voqué auront disparu. »

Les caractères importants de la sciatique névrite sont
donc les suivants :

1° Le début insidieux ;

2° L'ascension progressive de la douleur ;

3° Les sensations pénibles entre les accès douloureux ;

4° La ténacité de l'affection ;

5° L'apparition des troubles trophiques consistant principalement en atrophie musculaire et en adipose sous-
cutanée.

Il existe en outre de fréquents troubles dans la réaction

électrique. La réaction de dégénérescence en représente le terme ultime, d'ailleurs rarement observé.

L'atrophie musculaire peut s'étendre à tout le membre inférieur, ou bien, se cantonner dans un de ses segments, cuisse ou jambe, mais il n'est pas rare de lui voir affecter un territoire seulement d'un des segments du membre.

MM. Guinon et Parmentier ont insisté sur l'atrophie musculaire occupant le territoire du sciatique poplité externe.

Depuis longtemps déjà on connaît (Bianchi) la fréquence de cette atrophie dans le domaine du sciatique poplité externe à la suite des accouchements, des infections comme la fièvre typhoïde et de certaines intoxications — paralysie alcoolique. Cette complication entraîne une modification clinique très importante en faisant apparaître le steppage.

Comme on le sait, ce mouvement anormal est produit par la paralysie des extenseurs, tous dépendant du sciatique poplité externe.

Cette paralysie aboutit à une extension permanente du pied, qui frotte sur le sol par le talon antérieur à chaque mouvement d'extension du membre.

L'adipose sous-cutanée vient le plus souvent masquer l'atrophie musculaire dans cette forme et cacher cet élément si important de diagnostic.

Plus rarement l'atrophie musculaire peut se localiser

dans les muscles du mollet, innervés par le tibial postérieur.

B. — Sciatique radiculaire. — A côté des formes
tronculaires on rencontrera en clinique des cas, qui,
comme nous l'avons établi, se font remarquer par l'importance des troubles sensitifs.

Sans vouloir répéter ce que nous avons dit à ce sujet
plus haut, il importe, cependant, de résumer ici les caractères principaux de cette forme.

D'une façon générale, on peut dire que toutes les fois
que l'on verra des troubles sensitifs affecter une distribution en bandes parallèles à l'axe du membre, on sera en
présence d'une sciatique affectant les racines.

De plus les troubles sensitifs se montrent non seulement au pied et à la jambe, mais encore à la cuisse.

Les racines les plus fréquemment prises sont : la 5e lombaire, la 1re et la 2e sacrées, qui entrent en totalité dans la
composition du plexus sacré, plexus d'origine du grand
nerf sciatique.

Beaucoup plus rarement on a signalé la 4e racine lombaire qui cependant, comme on le sait, prend également
part à la formation du plexus sacré, par son anastomose. Enfin exceptionnellement les racines voisines qui
ont été trouvées lésées sont la 1re, 2e, 3e lombaires et la
3e sacrée.

La rareté de la participation de ces racines au syndrome sciatique radiculaire permet de considérer qu'elle représente des complications au cours de la sciatique radiculaire.

Dans cette forme nous avons vu que les troubles de la sensibilité affectent souvent le type hyperesthésique ou hypoesthésique, rarement ils sont exprimés par de l'anesthésie.

Souvent on trouve l'anesthésie et l'hypoesthésie associées sur le même membre et exceptionnellement, au contraire, l'association d'hypoesthésie, d'anesthésie et d'hyperesthésie sur le membre malade (Gavazenni).

Si l'on supprimait les troubles de la sensibilité à topographie radiculaire, cette forme nous apparaîtrait sous deux aspects différents, représentant d'ailleurs fidèlement l'aspect de la sciatique névralgie et de la sciatique névrite.

On voit, en effet, des sciatiques radiculaires à type névralgique caractérisées uniquement par la douleur, et d'autres, surtout constituées par les mêmes phénomènes douloureux associés à des troubles trophiques importants. Ces deux types ne sont pourtant que des sciatiques radiculaires à proprement parler.

La différence entre ces deux types est parfois tellement tranchée, que l'on serait tenté d'admettre, comme pour la sciatique tronculaire, une forme névralgique et une forme

névritique de sciatique radiculaire. C'est ainsi que dans la
forme névritique de la sciatique radiculaire, les atrophies
musculaires sont notamment très fréquentes ; nous les avons
signalées dans notre premier mémoire, et André-Thomas[1]
insiste sur cette complication. La disposition de cette atrophie est nettement radiculaire, comme les troubles de la
sensibilité qui l'accompagnent.

Parmi les autres caractères cliniques qui se rencontrent
dans cette forme nous signalerons principalement la *scoliose*. Celle-ci est notée dans presque tous les cas. Elle semble inséparable de la sciatique radiculaire.

Sa direction est homologue dans 13 cas sur 28, mais il
est juste de faire remarquer que dans beaucoup de cas,
la direction de cette scoliose n'est pas détaillée et d'autre part dans tous les cas où la direction de la scoliose
est précisée, c'est toujours d'une scoliose homologue qu'il
s'agit.

Nous avons vu en décrivant la scoliose en général, combien les auteurs étaient partagés sur la question de savoir
par quel processus pathogénique celle-ci s'établissait.

Quelle que soit la théorie que l'on puisse admettre pour
les cas de sciatique névralgie, de sciatique névrite, il nous
semble qu'en matière de sciatique radiculaire on doit faire

---

1. André-Thomas, la *Clinique*, 15 févr:er 190;.

jouer un rôle à la compression des racines dans la production de la scoliose.

L'attitude de la scoliose homologue serait un procédé destiné à relâcher les racines dans le but de diminuer la douleur. Il se passe du côté de la colonne vertébrale le même phénomène que du côté de la jambe, où le malade, pour relâcher son nerf sciatique, fléchit le genou.

La scoliose homologue serait un indice capable de mettre sur la piste d'une sciatique radiculaire.

La sciatique radiculaire, sur 28 cas que nous avons analysés, a pu être observée 24 fois chez l'homme, ce qui donne un pourcentage de 85 pour 100 chez ce dernier.

Quant au côté le plus souvent pris il semble indifférent : 15 fois à gauche et 13 fois à droite.

L'atrophie musculaire a été observée dans 15 cas sur 28, et l'adipose est signalée seulement dans 5 cas.

Les réflexes sont presque toujours modifiés ; nous ne trouvons que deux observations, où il n'y avait aucune modification des réflexes.

Presque toujours on trouve les réflexes modifiés du même côté que la sciatique sauf dans 1 cas sur 28 où il y avait des modifications du côté opposé.

Pour le réflexe achilléen, les altérations les plus fréquentes consistent en diminution (11 fois), en exagération (6 fois).

L'état normal a été trouvé 5 fois et l'abolition 4 fois.

Du côté du réflexe rotulien, la diminution est notée 10 fois, l'exagération 9 fois, l'état normal 8 fois, l'abolition une seule fois.

Rarement les observations portent mention de l'état des réflexes du côté opposé à la sciatique. Cette mention n'est trouvée que 5 fois. Une seule fois on note l'abolition du réflexe achilléen.

Dans les autres cas les modifications portaient sur le réflexe patellaire. Celui-ci était trois fois exagéré et une fois diminué.

Le signe de Lasègue existe généralement. Rousselier l'a vu manquer dans un cas et Camus l'a constaté des deux côtés, dans un autre.

Les points de Valleix sont le plus souvent incomplets et certains auteurs ont noté leur absence (Camus).

Ainsi que nous l'avons fait remarquer dans notre premier mémoire, les cas où l'on nota la généralité des points douloureux sont ceux où les 5 racines lombaires, la 1re, 2e, 3e sacrées étaient prises, et, au contraire, dans les cas où la 3e sacrée était intacte, les points de Valleix étaient incomplets.

Examen des nerfs voisins. — L'exploration des nerfs voisins est habituellement négative.

La pression s'est cependant montrée douloureuse sur le

crural : dans un cas de Lortat-Jacob et de Salomon et un cas de Camus, ce qui constitue des exceptions.

Il est à remarquer que dans une observation de Rousselier, où la 3e, 4e, 5e lombaires étaient prises à l'exclusion des racines sacrées, la pression dans la région crurale était indolore.

Signe de la toux, signe de l'éternuement. — Ces signes sur la valeur desquels le Professeur Déjerine ni Sicard ont insisté au point de vue du diagnostic des affections radiculaires, consiste dans la production de la douleur sous l'influence des secousses de toux ou de l'éternuement. Nous les avons observés dans la sciatique radiculaire ; Rousselier et Camus en rapportent des exemples.

Ces signes ne sont pas constants, et dans les 6 premières observations personnelles que nous avons rapportées (cas de notre premier mémoire), nous n'avons observé nettement que deux fois le signe de la toux.

Il a été rencontré également par Berthéol, Camus et Sézary.

Les signes exceptionnellement signalés sont le signe de Kernig, l'inégalité pupillaire et le clonus du pied.

Excitabilité électrique musculaire. — Ce symptôme est rarement noté par les auteurs. Parfois il existe une légère excitabilité au courant galvanique. Gavazenni rapporte, au contraire, une diminution de cette excitabilité électrique. Camus et Sézary constatent que l'excitabilité électrique est fortement modifiée dans leurs cas.

Sciatique radiculaire dissociée. — MM. Déjerine et Quercy
ont présenté[1] un malade atteint de sciatique radiculaire
dissociée. Cette sciatique se caractérise par l'impotence
absolue avec D. R. profonde des muscles de la jambe et
du court biceps. Les autres muscles postérieurs de la cuisse
et les fessiers présentent des vestiges de D. R. ancienne
et jouissent de leur intégrité fonctionnelle : l'hypoesthésie se
constate dans le domaine de Lv, S_1, S_2, avec intégrité de
la jambe et du pied.

Cette forme se révèle donc par la dissociation des troubles
morbides. La lésion frappe les fibres destinées aux sciatiques
poplité externe et interne, et respecte les fibres destinées
aux collatérales du sciatique, au nerf cutané postérieur de
la cuisse et aux nerfs fessiers.

La topographie de la paralysie et de l'anesthésie dans un
cas semblable ne peut être expliquée que par une lésion
radiculaire portant sur Lv, S_1, S_2.

Dans le cas cité la syphilis, comme dans la plupart de
ces cas, est à l'origine de la sciatique radiculaire dissociée.

Étiologie. — Dans nos premières observations personnelles de sciatiques radiculaires comme dans celles que
nous avons recueillies plus tard, nous avons trouvé dans la
moitié des cas la syphilis certaine ou très probable et dans

---

1. *Société de Neurologie,* 9 janvier 1913.

les cas douteux les malades étant soumis au traitement spécifique, on obtint, soit une amélioration notable, soit des guérisons.

La guérison de la douleur est très fréquemment obtenue par le traitement mercuriel, et nombre de malades ont quitté les services hospitaliers où ils étaient traités, soulagés par cette seule thérapeutique.

En conséquence nous répéterons ici avec le Professeur Déjerine ce que déjà en 1905 nous disions sur la prépondérance de la syphilis, comme facteur étiologique de cas sciatiques radiculaires : que chaque fois que l'on est en présence d'une sciatique radiculaire qui ne fait pas sa preuve, il faut s'attacher à rechercher avec soin les symptômes d'une syphilis méconnue.

L'alcoolisme vient en seconde ligne, seul ou associé à la syphilis, souvent encore à la tuberculose.

La tuberculose est notée 4 fois d'une façon très nette et l'intoxication tuberculeuse est reconnue dans le cas de Lafforgue[1].

La blennorrhagie figure trois fois seule, comme infection démontrée (Lortat-Jacob et Sabaréanu, Salomon, Berthéol) et associée à la syphilis dans le cas de Gavazenni.

---

1. Lafforgue, *Presse médicale*, 6 novembre 1909.

Le traumatisme, enfin, se rencontre dans un cas, mais il est juste de dire qu'il est associé à la tuberculose.

A côté de ces formes que l'on pourrait qualifier de formes anatomo-cliniques (sciatique, névralgie, sciatique névrite, sciatique radiculaire, sciatique radiculaire dissociée) il y a lieu de décrire d'autres formes cliniques dont la plus importante est la forme spasmodique.

Sciatique spasmodique. — Cette forme à laquelle Brissaud[1] a, en 1890 assigné une place dans la description de la sciatique, est remarquable par la présence de symptômes qui révèlent la spasmodicité.

Les symptômes habituels sont :

1° La raideur du membre qui paraît atteint de raccourcissement :

2° L'exagération des réflexes rotuliens ;

3° La trépidation épileptoïde bilatérale ;

5° La scoliose homologue.

L'importance de cette scoliose, dans cette forme de sciatique, indique l'état de contracture des muscles lombaires due à la névralgie du plexus lombo-sacré lui-même.

L'équilibre se rétablit grâce au hanchement qui replace

---

1. Brissaud, *Arch. de neurologie,* 1890. — Lamy, *Progrès médical,* 1891, p. 28.

le centre de gravité vers la jambe saine. L'attitude est alors caractéristique, et c'est à propos de cette forme que Brissaud compare, d'une façon pittoresque, ces malades à des individus qui portent un seau d'eau à bras tendu, en évitant de se mouiller.

SCIATIQUE DOUBLE. — A côté des formes précédentes, nous mentionnerons ici la sciatique double primitive décrite par Charcot[1]. D'emblée bilatérale, elle est caractérisée par un minimum de douleurs à la pression des muscles et par la conservation des réflexes patellaires.

Il convient d'ajouter que quelle que soit sa nature apparente, elle doit toujours faire penser à une affection latente du rachis, des méninges ou du petit bassin. Il faut par conséquent rechercher, dans cette forme, avec le plus grand soin, les renseignements que peut fournir le toucher, rectal et vaginal, faire l'exploration minutieuse de la colonne vertébrale, et noter l'état des réflexes sphinctériens, achilléens et patellaires.

Il est rare que cet examen ne permette point de déceler la raison de la bilatéralité de l'affection.

SCIATIQUES PARTIELLES. — *α. Sciatique poplité externe.* L'affection peut revêtir la forme d'une névralgie dans le domaine du sciatique poplité externe, et les premiers cas

---

1. Charcot, Leçons cliniques, t. I, 1892, p. 179.

connus ont été signalés chez les récentes accouchées, par Bianchi[1], Lefebvre[2], Dorion[3] et Tuilant[4].

Ces faits reconnaîtraient pour cause, des compressions du plexus sacré, par la tête du fœtus, au moment d'un accouchement difficile, ayant le plus souvent nécessité une application de forceps.

Toutefois, le plus souvent, ainsi que le fait remarquer le professeur Déjerine, l'infection puerpérale doit être incriminée.

Dans d'autres circonstances, cette paralysie survient en dehors de tout antécédent obstétrical (Guinon et Parmentier[5]) et se caractérise par des troubles dans le territoire de ce nerf: ce sont, des troubles paralytiques dans le domaine des muscles innervés par le nerf tibial antérieur, et des troubles sensitifs, occupant le territoire cutané du sciatique poplité externe.

La topographie des troubles sensitifs est répartie sur la face externe de la jambe ; la moitié externe de ses faces

<hr>

1. Bianchi, Les paralysies traumatiques des membres inférieurs chez les nouvelles accouchées. *Thèse*, Paris, 1867.

2. Lefebvre, Des paralysies traumatiques des membres inférieurs. *Thèse*, Paris, 1876.

3. Dorion, Paralysie du nerf sciatique poplité externe d'origine pelvienne. *Thèse*, Paris, 1884.

4. Tuilant, De la névrite puerpérale. *Thèse*, Paris, 1891.

5. Guinon et Parmentier, Sur une complication de la sciatique. *Arch. de neurologie*, 1890.

antérieure et postérieure, la face dorsale du pied et des orteils, sauf une petite région sur le bord interne du pied.

À cause de l'atrophie et de la paralysie des muscles extenseurs du pied, le malade steppe et marche assez lentement.

β. Les localisations de la paralysie dans *le domaine du tibial interne* sont fort rares et à notre connaissance il n'existerait que les observations de Seeligmüller et Nonne[1] où les troubles étaient localisés aux muscles du mollet, et où il y avait réaction de dégénérescence.

γ. *Les névralgies plantaires* constituent encore une forme rare de la sciatique parcellaire. Cette forme est tout entière représentée, ainsi que l'indique sa dénomination, par des douleurs occupant exclusivement la plante ou une partie de la plante du pied.

FORMES CLINIQUES ÉTIOLOGIQUES. — *La sciatique blennorrhagique* fut mise en évidence par le professeur Fournier[2] qui a établi son individualité en fixant ses caractères cliniques et son époque d'apparition au cours de l'infection gonococcique.

Son début est brusque. A la période d'acmé de l'urétrite gonococcique, c'est-à-dire vers la deuxième semaine de

---

1. Nonne, Entartungsreaction bei primaerer ischias. *Berlines Klin. Woch.,* 1886, p. 844.

2. Fournier, *Union méd.,* 9 novembre 1868.

l'infection, le malade sent brutalement dans la région postérieure de la cuisse et de la fesse une douleur intolérable. Ordinairement, celle-ci ne dépasse pas le creux poplité ; elle dure 8 à 15 jours et disparaît complètement. Il est assez fréquent de voir cette sciatique récidiver à chaque nouvelle poussée d'urétrite. On peut la voir coïncider avec des déterminations articulaires de la blennorrhagie. Cette circonstance avait fait penser qu'il pouvait s'agir de manifestations rhumatismales de la blennorrhagie.

Ces caractères peuvent subir quelques modifications notamment en ce qui concerne le moment d'apparition.

A côté de la forme classique à début pendant l'écoulement, il convient de placer les cas relativement nombreux de sciatiques d'apparence a frigore, qui reconnaissent pour étiologie *une goutte militaire latente.*

Dans ces cas la sciatique se comporte vis-à-vis de l'infection blennorrhagique comme les tendinites, les synovites, les arthralgies, dont l'origine rhumatismale ou goutteuse était admise autrefois et dont les recherches actuelles ont pu démontrer la véritable nature.

Dans les cas, où la sciatique semble surgir d'emblée et sans aucune étiologie nette, l'interrogatoire du malade et l'examen du canal urétral pourraient permettre de retrouver les traces d'ue ancienne urétrite gonococcique ; et c'est en tenant compte ainsi que nous l'avons fait, de la coexistence de ces manifestations diverses que nous avons pu assigner à des sciatiques radiculaires en apparence essentielles, leur véritable étiologie.

La même étiologie doit être reconnue aux sciatiques réflexes décrites par Mauriac[1] au cours de l'épididymite blennorrhagique.

Sciatique variqueuse. — M. Quénu a fait connaître l'importance des varices dans la production d'une forme clinique de la sciatique à symptomatologie spéciale : celle-ci ne s'accompagne que de très rares crises douloureuses ; il s'agit plutôt d'une douleur continue, de tension, de lourdeur, d'engourdissement.

Les varices entrent pour une part dans la production de ce syndrome et leur ablation a pu faire cesser la douleur sciatique, mais, le plus souvent, les varices seules sont insuffisantes pour déterminer une névrite durable et c'est alors que l'on a attribué la plus grosse part de cette étiologie à la phlébite variqueuse.

Dans ces cas, en effet, l'infection a provoqué l'adhérence des paquets variqueux au tissu nerveux et a pu déterminer une véritable névrite.

Le traitement chirurgical donne dans ces formes des

---

1. Mauriac, Névralgies réflexes symptomatiques de l'orchite blennorrhagique. Paris, 1870.

résultats satisfaisants, ainsi que l'a démontré M. Quénu[1].

Sciatique hystérique. — Décrite par Achard et Soupault[2], elle est constituée par une association de troubles spasmodiques et d'hémianesthésie du côté malade, de polyurie et d'autres stigmates hystériques.

Cette forme a cela de remarquable qu'elle débute brusquement ; parfois elle peut être précédée d'une attaque apoplectiforme (Phulpin), à la suite d'un traumatisme, à la suite de la disparition d'autres phénomènes hystériques (Debove)[3].

Elle guérit généralement par suggestion.

Dans certains cas la sciatique peut prendre la forme de l'hystérie monosymptomatique (Phulpin).

Sciatique des diabétiques. — Il est assez fréquent de rencontrer au cours des diabètes des névralgies multiples. La sciatique des diabétiques est souvent double et ne se différencie par aucun caractère des sciatiques ordinaires ; toutefois elle est susceptible de s'amender sous l'influence du régime diabétique.

Elle est associée à d'autres névralgies et aboutit fréquemment aux troubles trophiques[4].

1. Quénu, *Gaz. des hôp.*, 1892, p. 489.
2. Achard et Soupault, Sciatiques et hystérie, *Gaz. des hôp.*, 21 juillet 1892.
3. Debove, *Bull. de la Soc. méd. des hôp.*, 11 fév. 1879.
4. Lagardère, *Thèse*, Paris, 1902.

VIII

COMPLICATIONS

COMPLICATIONS. — Les complications de la sciatique sont relativement rares.

Toutefois on peut considérer comme telles les manifestations qui accompagnent ou suivent les douleurs sciatiques et qui peuvent affecter la sphère psychique : telle la neurasthénie, l'hypocondrie, les tentatives de suicide. Il en est de même pour l'épilepsie. Cette complication est exceptionnelle ; elle n'est observée qu'après les blessures du sciatique, circonstance relativement curieuse, car chez l'animal on peut reproduire des phénomènes épileptiques par la simple excitation du nerf.

Il faut citer les deux cas classiques d'épilepsie consécutifs à des lésions du sciatique appartenant à Azam et l'observation de Billroth.

Dans le cas d'Azam, il s'agit d'un sujet qui subit une

résection de 3 centimètres du sciatique au 1/3 inférieur de la cuisse. Après cette intervention les crises épileptiformes surviennent. Dans les cas de Billroth, il s'agit d'un homme qui tomba d'une échelle, en arrière, sur le coin d'une table, avec un poids de 3o kilogrammes dans les bras. Le lendemain on constata une tumeur molle dans la région fessière, entre l'ischion et le sacrum et le malade éprouva par la suite de violentes douleurs de névrite, et des crises épileptiques.

Les furoncles sont également fréquemment observés avec des *folliculites* sur la peau de la région malade.

Les tissus ayant un trophisme défectueux deviennent aisément la proie des infections et la cicatrisation des plaies s'y fait mal, d'où l'importance de n'employer aucun traitement susceptible de créer des lésions cutanées.

Ajoutons encore que la cause de la sciatique peut donner lieu à des associations symptomatiques, qui peuvent être regardées comme des complications : telles sont en cas de sciatique radiculaire les participations au syndrome douloureux des racines qui n'entrent pas dans la constitution du nerf sciatique, et nous avons vu, en décrivant la forme sciatique radiculaire, que dans certains cas, assez rares, on assistait à des douleurs dans le domaine des autres racines lombaires (1-2-3 lombaires).

On peut également considérer comme compliquées, les

sciatiques, où l'on voit une prédominance insolite des troubles sécrétoires à distance ; ce sont des cas qui s'accompagnent, ainsi que nous en avons rapporté des exemples, de larmoiement et de crises sudorales.

IX

ÉVOLUTION. PRONOSTIC

LA sciatique a une évolution éminemment variable ; celle-ci est commandée en partie par différents facteurs, mais l'on peut penser, d'une façon générale, que parmi tous les facteurs qui dominent son évolution il faut placer au premier rang l'étiologie.

Cette donnée est si importante, qu'à elle seule elle peut primer toutes les autres considérations.

C'est d'elle que va dépendre le mode de début, l'apparition de divers symptômes, leur durée, la forme clinique, les récidives, le pronostic et le traitement.

En dehors de l'étiologie, les autres points importants à considérer résident dans la détermination de la maladie causale sur le nerf sciatique ou sur ses racines.

En effet, il est de notion courante de voir la même maladie agir de façon différente sur l'élément nerveux.

La syphilis à ses différentes périodes, par exemple, crée des lésions dissemblables.

Pendant la période secondaire, alors que s'épanouissent sur la peau la roséole et sur les muqueuses les plaques, il est incontestable que l'on assiste à des degrés divers à des poussées de même nature dans les organes profonds ; rien d'étonnant à ce que l'on puisse en observer de semblables en différents points du système nerveux.

Les lésions profondes comme les lésions superficielles de cette période secondaire de la syphilis sont marquées par leur évolution rapide et leur curabilité.

Il n'en va pas de même pour les lésions dites tertiaires.

Si les productions gommeuses sont favorablement influencées, d'une manière rapide, par le traitement iodo-mercuriel, que d'échecs d'ailleurs facilement explicables, lorsque la sclérose s'oppose à l'action du traitement ! N'en va-t-il pas de même, toutes proportions gardées, pour l'évolution des tumeurs qui d'abord voisines du nerf n'agissent que par simple compression, et qui, à un moment donné de leur évolution, le pénètrent et l'envahissent ?

Dans le premier cas, à la suite de l'intervention chirurgicale, le nerf est dégagé, la sciatique est guérie ; dans le second, au contraire, la résection seule du nerf pourrait donner des résultats satisfaisants.

Si l'on excepte ces faits où la sciatique est due à une

compression, à une dégénérescence du nerf par une tumeur, à une plaque de méningite radiculaire, sa durée est habituellement comprise entre 3 et 6 semaines. Quelques cas heureux de sciatique ont pu ne durer que 3 à 4 jours. D'autres, par contre, sont interminables.

C'est principalement, dans les formes névralgiques pures que s'observe l'évolution rapide et la guérison spontanée. Au contraire, dans les formes névritiques et radiculaires, l'évolution est beaucoup plus longue et la guérison spontanée exceptionnelle. Même après la disparition des douleurs, il reste fréquemment des troubles secondaires, associés, telles : l'atrophie musculaire, l'impotence musculaire qui en découle, et l'engourdissement du membre. On note encore, longtemps après la guérison, les troubles trophiques de la peau, des poils, des ongles, la scoliose, la raideur articulaire.

La sciatique vient-elle à guérir, il faut savoir que le malade qui a éprouvé une première crise, peut être sujet à voir, dans un avenir plus ou moins lointain, récidiver son affection. En effet, les récidives sont fréquentes et notamment dans les formes de sciatique radiculaire, où la syphilis est en cause. Nous en avons rapporté un cas démonstratif: la récidive a été remarquée à 5 ans d'intervalle. Camus cite également une récidive au bout de 4 ans.

Le pronostic découle en majeure partie de ce qui précède, d'ailleurs, il n'y a pas de pronostic de la sciatique à proprement parler, mais des différents éléments qui l'ont occasionnée. D'après Sicard[1], voici les éléments qui, par leur groupement, semblent présenter une valeur pronostique : dans les formes qui seront graves, sévères, à évolution longue, *à guérison difficile,* on note des contractions fibrillaires des muscles fessiers ou postérieurs de la cuisse provoquées par la palpation du nerf au niveau de la gouttière ischio-trochantérienne, cette recherche étant faite sur le patient en décubitus latéral et le membre inférieur relâché. On note encore l'irradiation des douleurs à la face interne de la cuisse, dans la masse des adducteurs, et au début, tout au moins, l'irradiation algique inguinale. Enfin, si l'on a soin de prendre régulièrement la température, la ligne thermométrique oscillera entre 37°,3 (température matinale), et 38° (température vespérale). L'association d'une contracture lombaire, avec ou sans scoliose homologue ou croisée, témoigne également d'un pronostic plus sérieux, ainsi que la constatation d'un pied plat.

« En résumé : *a.*) contractions fibrillaires provoquées « par la palpation segmentaire trochantérienne du nerf ;

---

1. Sicard, La Sciatique, diagnostic et traitement. *Journal de Médecine,* Paris, octobre 1911, n°s 41 et 42.

« *b.* irradiations algiques au niveau des adducteurs et de la
« région inguinale ; *c.* association de contracture lombaire
« avec ou sans les types divers de scoliose ; *d.* pied plat ;
« *e.* oscillations thermiques légères, sont autant d'indices
« révélateurs d'un pronostic sévère. De tels malades gué-
« riront évidemment, mais la guérison sera plus difficile
« et plus longue à obtenir. »

Nous pensons que pour pouvoir fixer le malade sur la
gravité et la durée de son affection, il est nécessaire de prendre
en considération les facteurs suivants : la cause, la détermination anatomique, l'ancienneté de l'affection, le terrain
sur lequel elle évolue.

Sur la cause, nous nous sommes suffisamment étendus ;
quant à la détermination anatomique, elle sera mise en
lumière par la recherche des symptômes : il est de toute
évidence que la névralgie sciatique suppose l'absence de
substratum anatomique, que la névrite et la radiculite, au
contraire, imposent des réserves « quoad futurum ». Nous
ajouterons qu'en matière de pronostic touchant la sciatique
radiculaire, il faudra s'attacher à préciser le nombre de
racines prises et à remonter, par elles, au siège même
de la lésion. Si celle-ci paraît strictement localisée à peu
de racines, qu'on puisse facilement l'atteindre et que sa
nature en permette l'ablation, le pronostic restera favorable : d'ailleurs dans certains cas, le processus qui a créé

la radiculite a subi une évolution progressive amenant plus ou moins rapidement la destruction des racines envahies : de ce fait les phénomènes douloureux seront remplacés par l'anesthésie.

Enfin j'ajouterai que la notion de syphilis, dans les antécédents, est une condition moins défavorable, toute proportion gardée, que celle réalisée par d'autres maladies infectieuses ; en présence d'une sciatique radiculaire rebelle, ce que l'on peut espérer pour le malade, c'est qu'il ait eu la syphilis, le traitement spécifique bien conduit ne tardera pas, le plus souvent, à procurer un soulagement, précurseur habituel d'une guérison définitive.

X

DIAGNOSTIC

Lᴇs différentes affections douloureuses qui peuvent en clinique siéger au membre inferieur sont le plus souvent interprétées par les malades comme des sciatiques ; c'est qu'en effet la douleur est le symptôme capital et dominant de toute sciatique.

Si la douleur au membre inférieur fait dire, souvent à tort, au malade qu'il est atteint de sciatique, c'est néanmoins l'examen attentif de ce symptôme qui guide le clinicien dans le choix d'un diagnostic rigoureux.

Nous rappellerons ici que toute sciatique, qu'elle soit névralgique, névritique ou radiculaire, offre deux caractères dans la manière dont se présentent les phénomènes douloureux.

Il existe d'une façon habituelle des crises paroxystiques dans le membre inférieur et d'autre part la douleur est localisée à la face postérieure.

Ces deux caractères peuvent suffire à eux seuls pour faire le diagnostic, mais ils nécessitent parfois l'emploi de différentes manœuvres, susceptibles de les mettre en évidence.

La manœuvre la plus ancienne et qui donne le plus rapidement des renseignements de haute valeur diagnostique est la recherche *du signe de Lasègue*.

L'exploration des points douloureux de Valleix, la constatation d'une atrophie musculaire dans le domaine de la cuisse, l'existence des troubles trophiques, l'abondance plus ou moins grande du pannicule adipeux (adipose locale), masquant en partie l'atrophie musculaire (Landouzy), les troubles vasomoteurs, la scoliose, les troubles de la marche complètent le tableau habituel de ce syndrome.

Cependant, combien de fois, peut-on rencontrer des sciatiques où la symptomatologie est incomplète, fruste ou larvée, aussi doit-on dans de nombreux cas procéder par élimination et c'est à ce titre que le diagnostic avec diverses affections douloureuses du membre inférieur s'impose.

Le *rhumatisme musculaire* est une des affections le plus souvent accusées par les malades. Les masses musculaires sont douloureuses spontanément et à la pression sur une plus ou moins grande étendue. Les régions atteintes ne sont pas rigoureusement limitées au domaine du nerf sciatique, il est fréquent de trouver ailleurs des sensations

douloureuses, notamment au niveau des masses sacro-
lombaires, dans les muscles des épaules ; enfin, comme le
fait remarquer Valleix, dans le rhumatisme musculaire, le
malade montre sa douleur avec la main, tandis qu'il indique avec son doigt le trajet du nerf dans la sciatique.

Ces douleurs musculaires existent chez des individus
qui se sont exposés au refroidissement, au surmenage et
doivent être parfois différenciées de la simple *courbature
musculaire douloureuse* dont l'importance clinique ne saurait être méconnue.

Cette courbature douloureuse survient habituellement
environ 12 à 18 heures après un exercice violent qui n'a
pas été réglé par un entraînement progressif.

La douleur est généralisée aux muscles fléchisseurs et
extenseurs, aux adducteurs du membre inférieur, et aux
muscles du dos et de l'abdomen (*courbature des cavaliers*),
parfois plus intense sur les droits antérieurs de la cuisse
(*courbature des escrimeurs*).

Dans d'autres cas la douleur semble répartie dans le
domaine du sciatique. Il s'agit de douleurs musculaires
siégeant à la face postérieure du mollet, dans le creux poplité, à la face postérieure de la cuisse et dans les régions
malléollaires externes. La courbature musculaire s'étend
également à la face antéro-externe de la jambe (domaine
des péroniers latéraux, du jambier antérieur).

Il est fréquent de trouver ces *courbatures douloureuses* chez les ménagères qui passent un certain nombre d'heures, debout sur une chaise, ou une échelle à poser, sur des planches, des charges lourdes (paquets, piles de linge).

Le plus souvent le diagnostic a pu errer quelque temps vers des douleurs variqueuses, profondes ou même vers une névralgie sciatique avec d'autant plus de raison qu'ordinairement la malade n'accuse nullement le surmenage musculaire qu'elle a habituellement oublié, lorsqu'elle ressent les premières algies musculaires.

Il suffit alors, au médecin, de se souvenir de la possibilité de cette étiologie pour provoquer un éclaircissement immédiatement reconnu par l'intéressée.

Dans ces cas de courbature douloureuse, les sensations pénibles cèdent le plus souvent soit après un bain chaud, soit après une douche, soit après un massage, ou spontanément 48 à 56 heures après leur apparition.

D'une façon générale, ces courbatures douloureuses sont facilement reconnues par l'individu lui-même lorsqu'il en a été plusieurs fois victime, pour des raisons presque toujours les mêmes.

Elles offrent tout leur intérêt chez les sujets qui ne les ont pas encore éprouvées et qui pour cela ont tendance à les rattacher à une cause morbide.

Signalons encore les contractures réflexes, ou *spasmes*

fonctionnels survenant chez nombre d'individus du fait de marche prolongée, ou de souffrance des pieds occasionnée par des causes mécaniques, comme les bottines trop étroites.

Le *morbus coxæ senilis* peut simuler la sciatique. D'après Karl Petren[1], ce qui différencie le morbus coxæ senilis réside dans l'absence de douleur à la pression du point iliaque et du point fessier — celle-ci n'apparaît qu'en appuyant sur une région empâtée, intermédiaire aux points précédents et siégeant dans la partie la plus épaisse du moyen fessier ; il s'agit vraisemblablement d'une myosite avec propagation de l'inflammation au sciatique lui-même.

L'arthrite sèche coxo-fémorale peut être fréquemment une cause d'erreur, surtout dans les cas où elle est accompagnée de phénomènes inflammatoires propagés au nerf sciatique qui avoisine l'articulation.

Le diagnostic se fait cependant par les signes de l'arthrite sèche elle-même, craquements secs, douleurs à l'occasion des différents mouvements du membre, en dehors de ceux nécessités par la recherche du signe de Lasègue et des points de Valleix.

Les mêmes caractères douloureux peuvent s'observer *dans la coxalgie,* mais le tableau clinique réside ici dans

---

1. K. Petren (d'Upsal), Remarques sur la sciatique et le Morbus coxæ senilis avec considérations sur leur traitement. *Review of Neurology and Psychiatry,* mai 1909, vol. VII, p. 305-345.

l'attitude du membre, variable aux différentes périodes de l'affection et dans la recherche des points osseux qui donnent de la douleur à la pression. Ceux-ci sont mis en évidence au niveau du grand trochanter, du triangle de Scarpa, du pli de l'aine, etc. Le choc brusque du talon, la jambe étant en extension, réveille la douleur dans l'articulation coxo-fémorale.

L'arthrite sèche et l'arthrite tuberculeuse peuvent se montrer encore au niveau de l'articulation sacro-iliaque et imposer au malade une attitude vicieuse et une démarche propres à induire en erreur à un examen superficiel.

L'exploration attentive de l'interligne articulaire lèvera les doutes.

On recherchera par la pression latérale, sur les deux épines iliaques antérieures et supérieures de dehors en dedans, la douleur provoquée dans l'articulation sacro-iliaque. D'après Gueit, il existe encore un procédé pour dépister la sacro-coxalgie et la distinguer de la sciatique. Dans ce but on fléchit la cuisse sur le bassin et la jambe sur la cuisse : s'il s'agit de sacro-coxalgie, il apparaît une vive douleur à la partie supéro-interne de la fesse ; cette réaction douloureuse manque au contraire ou est très faible en cas de sciatique.

Dans ces diverses affections articulaires, coxo-fémorale, et sacro-iliaque, la radioscopie et la radiographie seront de précieux moyens de diagnostic, toutes les fois que l'on hésitera entre une sciatique et une affection articulaire, osseuse ou périarticulaire.

La blennorrhagie peut se localiser sur ces deux articulations et, comme d'autre part, elle donne par elle-même une sciatique, on est porté parfois à faire le diagnostic de sciatique blennorrhagique. Il est important de fixer la localisation de la blennorrhagie au point de vue du traitement, celui-ci étant différent dans les deux cas.

La coxalgie hystérique, ou contracture spasmodique de la hanche, qui se voit surtout chez les enfants, a pu simuler parfois la sciatique spasmodique. Le diagnostic a pu être éclairé par la recherche des troubles de la sensibilité et par la possibilité de faire naître ou disparaître par la suggestion des phénomènes de même nature. Ajoutons enfin que la contracture cède sous le sommeil chloroformique.

L'inflammation *des bourses séreuses* de l'ischion et du grand fessier a donné parfois de réelles difficultés diagnostiques, avant l'apparition des caractères nets de la suppuration ; il en serait de même au début d'une inflammation des bourses séreuses des muscles de la région poplitée.

L'examen superficiel et l'existence de phénomènes douloureux intenses pourraient, parfois, faire méconnaître des douleurs *d'ostéomyélite,* de *psoïtis,* qui s'accompagnent dans

la grande majorité des cas de température élevée et de phénomènes généraux alarmants.

Signalons enfin les *douleurs ostéoscopes* de la syphilis, les
douleurs dites de croissance.

L'importance du diagnostic différentiel se manifeste encore, lorsqu'il s'agit d'éliminer l'existence d'une *phlegmatia
alba dolens.*

Il est évident que dans les cas types, chez une femme en
suites de couches, le diagnostic ne présente pas de difficulté,
mais parfois, chez les tuberculeux cachectiques, les cancé-
reux, la phlébite est généralement incomplète et la coexistence de la névrite parcellaire est possible ; le diagnostic
est, dans ces cas, entouré de nombreuses causes d'erreur et
ce n'est que par la topographie des troubles sensitifs, par
la recherche des veines enflammées, que l'on pourra éviter
la confusion.

Ce n'est qu'exceptionnellement que l'on pourrait avoir
à faire le diagnostic entre la sciatique et les douleurs pré-
monitoires de *la gangrène sèche.* La recherche des batte-
ments artériels, l'apparition des crises douloureuses sous
l'influence de la marche, réalisant le syndrome de la clau-
dication intermittente seront de précieux appuis pour
étayer le diagnostic de l'artérite.

Les varices profondes sont également une des nombreuses
causes d'erreur. Le signe de Lasègue manque dans ces cas.

LES SCIATIQUES.   11

En plus des nombreuses affections que nous venons
de signaler, il existe enfin une série de troubles du système
nerveux dans lesquels le caractère des douleurs peut faire
penser à la sciatique — témoins : le tabes, les polynévrites,
les névralgies, les névrites diverses du membre inférieur,
les compressions douloureuses de la partie inférieure de la
moelle, de la queue de cheval.

Le tabes a pour lui sa riche symptomatologie, lorsqu'il
est confirmé, et à ce moment le diagnostic ne se pose
pas.

Il est néanmoins un certain nombre de cas de tabes in-
cipiens, où la sciatique a été un des premiers signes révélateurs.

Les signes complémentaires de la syphilis du névraxe
manquent rarement : signe d'Argill-Robertson, radiculite
sensitive des membres supérieurs, abolition des réflexes
achilléens. A ces symptômes s'associent d'ailleurs, la plupart
du temps, des parésies des sphincters.

Les polynévrites douloureuses des membres inférieurs,
observées chez les alcooliques, chez les tuberculeux, ne
peuvent simuler la sciatique que dans le cas où l'on est
en présence de sciatique double, mais le diagnostic se fait
ici par la prédominance des troubles aux extrémités des
membres : la diffusion des symptômes douloureux, l'abolition des réflexes, la trémulation de la langue chez les

alcooliques, les signes d'alcoolisme chronique en un mot, feront faire le diagnostic dans le cas de polynévrite alcoolique.

Les névralgies et les névrites des autres nerfs du membre inférieur, névralgie du crural, de l'obturateur, du fémorocutané, seront reconnues au siège anatomique de la douleur et à sa répartition cutanée.

C'est ainsi que l'on dépistera la *douleur du nerf crural* par la pression du nerf, dans le pli de l'aine au niveau des deux branches perforantes ; à la cuisse sur le condyle interne ; à la jambe, sur la malléole interne et sur le bord interne du pied. L'atrophie musculaire est localisée aux muscles antérieurs de la cuisse.

La névralgie obturatrice se révèle par un certain degré d'impotence des adducteurs et des paresthésies dans le domaine de la face interne de la cuisse. Cette névralgie a pu révéler la présence d'une hernie.

La *névralgie du fémoro-cutané* occupe la face externe de la cuisse, elle a son point maximum à la pression entre les deux épines iliaques antérieures. Les paresthésies occupant le territoire de ce nerf et attribuées, par la majorité des auteurs, à une névrite de ce nerf, se traduisent par des troubles de la sensibilité, caractérisée par des paresthésies, des hypo ou des anesthésies dans la région externe de la cuisse où elles donnent une topographie en raquette : elles constituent ce que l'on décrit encore sous le nom de *méralgie paresthésique* du fémoro-cutané.

Dans le même ordre d'idées, le diagnostic peut se faire avec les *névralgies métatarsiennes* non symptomatiques d'une affection articulaire ou osseuse du pied, et avec *l'achillodynie* décrite par Albert qui consiste dans la douleur localisée au tendon d'Achille.

Nous venons de passer en revue un ensemble de cas plus ou moins fréquents en clinique qui peuvent tous simuler à un examen rapide la sciatique, mais dans lesquels la recherche des signes cardinaux de cette affection permet de faire un diagnostic exact. Il n'y a dans la majorité de ces faits aucune difficulté. Il n'en va pas de même, très souvent, dans le diagnostic des *compressions médullaires*.

Suivant la hauteur où siégera la compression, le malade pourra accuser tel ou tel symptôme faisant partie du groupe des syndromes radiculaires, et le clinicien pourra se trouver parfois en présence de manifestations avoisinant le tableau de la sciatique radiculaire, mais s'en écartant aussi par quelque côté.

Dans ces cas, c'est entre les lésions des segments inférieurs de la moelle et la sciatique radiculaire elle-même que se pose le diagnostic, et pour le résoudre il est nécessaire de retracer l'expression anatomo-clinique de ces différents syndromes.

Pour préciser ce diagnostic, il est indispensable de connaître les limites et les fonctions de ces segments inférieurs de la moelle.

C'est par la clinique, plus que par les méthodes anatomiques que l'on a pu mettre en valeur trois zones, dont les manifestations pathologiques réalisent trois syndromes différents.

Ces trois zones (voir anatomie) sont superposées dans le canal vertébral et portent respectivement de bas en haut les noms de :

1° Queue de cheval ;

2° Cône terminal ;

3° Epicône.

Rappelons que la queue de cheval correspond à cette région que constitue l'ensemble des racines sacro-coccygiennes. Celles-ci accolées, dès leur point d'émergence, forment un faisceau entouré par les méninges, dans le canal vertébral, et se dissocient au fur et à mesure qu'elles arrivent aux trous de conjugaison qui leur correspondent.

Le cône terminal est la partie inférieure de la moelle à laquelle le Professeur Raymond reconnaît pour limites : en haut le 3e segment sacré, médullaire ; en bas le filum terminal.

Au-dessus du cône terminal, Minor décrit une région correspondant par sa partie inférieure à la 3e sacrée et par sa partie supérieure à la 4ᵉ lombaire. Cette région a été appelée épicône.

En résumé : queue de cheval, cône terminal et épicône, s'étagent comme des zones superposées, et dont les besoins de la clinique ont justifié la division.

Malgré leur proximité et l'ensemble des symptômes qui leur sont communs, chacune de ces régions manifeste cliniquement quelques symptômes qui lui sont particuliers.

A quels symptômes reconnaîtra-t-on une lésion de la queue de cheval ? Quand ils traduisent un trouble de la sensibilité dans le domaine des racines qui lui correspondent, c'est-à-dire des racines sacrées et des dernières lombaires. Or, toutes ces racines ont leur origine dans les deux segments médullaires, épicône et cône terminal et il s'ensuit qu'une lésion globale de la queue de cheval reproduira la symptomatologie complète de l'épicône et du cône ; ainsi qu'on en trouve des exemples dans l'étude d'ensemble faite par M. Dufour[1] et par MM. Cestan et Babonneix[2].

Par contre, une lésion localisée à l'épicône donnera des troubles de la sensibilité dans le domaine des 1ʳᵉ, 2ᵉ, 3ᵉ sacrées et 4ᵉ et 5ᵉ lombaires, et une atteinte du cône terminal produira des anesthésies dans la sphère des 3ᵉ et 4ᵉ

---

1. Dufour, Contribution à l'étude des lésions des nerfs de la queue de cheval. *Thèse*, Paris, 1896.

2. Cestan et Babonneix, *Gazette des hôpitaux*, 1901, n° 19.

sacrées, en même temps qu'apparaîtront des troubles sphinctériens et génitaux. Dans la majorité des cas, on assiste à l'évolution de troubles bilatéraux.

La sciatique radiculaire se présente différemment.

En effet, révélant la symptomatologie d'une lésion occupant unilatéralement l'épicône ou le cône terminal, voire parfois les deux ensemble, la sciatique radiculaire se différencie de ces syndromes bilatéraux, que nous envisageons plus haut, par l'absence constante de troubles sphinctériens, de troubles génitaux et par son unilatéralité. Parfois la lésion de la queue de cheval est elle-même unilatérale, ainsi que le cas de Laignel-Lavastine et Verliac[1] le prouve. Il s'agissait d'une femme présentant, à l'autopsie, une symphyse méningo-radiculaire de la moitié droite de la queue de cheval ; cliniquement cette lésion se traduisait par des douleurs, des troubles sensitifs radiculaires, et de la paralysie du membre inférieur droit : tous symptômes qui prêtaient à confusion avec le type de la sciatique radiculaire : ils n'en étaient différenciés que par la présence des troubles sphinctériens (rétention d'urines, constipation).

En dehors des symptômes eux-mêmes qui peuvent faire distinguer la sciatique du syndrome de la queue de cheval,

---

1. Laignel-Lavastine et Verliac, Syndrome de l'hémi-queue, d'origine syphilitique. *Iconographie de la Salpêtrière*, 1908, mars-avril.

de l'épicône et du cône médullaire terminal, la notion étiologique vient aider au diagnostic.

Le mal de Pott se reconnaîtra à la douleur localisée à une vertèbre, à la raideur vertébrale, à l'impotence fonctionnelle et, quand il est typiqué, à la gibbosité, aux abcès par congestion, enfin au facies, aux antécédents et aux foyers de tuberculose que l'on pourra trouver sur le malade.

Le cancer vertébral, caractérisé par les douleurs tenaces et violentes constituant la paraplégie douloureuse de Charcot, se verra notamment de préférence chez la femme consécutivement à un cancer du sein ou de l'utérus, mais parfois la paraplégie douloureuse peut être fruste, surtout au début ; c'est alors qu'il faudra rechercher avec soin les symptômes révélateurs de la paraplégie et la topographie des troubles sensitifs.

Les autres causes de compression de la moelle et de la queue de cheval, comme les *tumeurs* : kyste hydatique, sarcome, seront diagnostiqués le plus souvent par exclusion ou par leur évolution.

Nous ne ferons que mentionner la *pachyméningite,* la méningomyélite de quelque nature qu'elles soient, qui peuvent suivant la hauteur où elles siègent donner lieu à une symptomatologie variée. Le diagnostic ne se poserait avec elles que si elles occupaient les segments inférieurs de la moelle.

La scoliose peut, dans des circonstances exceptionnelles, prêter à un diagnostic différentiel avec la scoliose hystérique et la scoliose essentielle.

Cette dernière se reconnaîtra facilement, dans la grande majorité des cas, ce n'est que lorsqu'elle est invétérée et qu'elle se manifeste par une excessive déviation des corps vertébraux, amenant la compression des nerfs eux-mêmes que l'on pourrait hésiter.

Il faut pour résoudre le problème, tenir compte avant tout de l'évolution de la scoliose et de la date d'apparition secondaire des phénomènes douloureux, dans le cas de scoliose essentielle compliquée.

De plus, ces deux affections évoluent à des âges différents. La scoliose essentielle est l'apanage de l'enfance et de l'adolescence, la sciatique, au contraire, se voit à un âge plus avancé.

Mais le diagnostic positif étant établi, il est indispensable de reconnaître la nature de la sciatique.

Nous. avons donné une description détaillée des types cliniques variés que peut présenter cette affection et nous ne ferons que les résumer ici en quelques mots.

L'importance pronostique et thérapeutique de la sciatique radiculaire devra faire rechercher directement, en présence de toute sciatique, les symptômes cardinaux, qui permettront au médecin de savoir s'il s'agit d'une sciatique tronculaire ou radiculaire.

Les symptômes fonctionnels, subjectifs sont communs à ces deux modalités cliniques et ce n'est que par la recherche systématique et méthodique de la topographie des troubles sensitifs, objectifs que l'on fera le diagnostic.

Le procédé le plus rapide est celui qui consiste à rechercher extemporanément, s'il existe quelques troubles sensitifs, hyperesthésie, anesthésie, hypoesthésie dans le domaine de la cuisse ; si déjà on rencontre un trouble net dans cette portion du membre inférieur, on peut conclure à l'existence très probable de la sciatique radiculaire. Ce diagnostic sera ensuite confirmé par la topographie et la distribution radiculaire des troubles sensitifs à la cuisse, à la jambe, au pied et dans la région fessière.

Ce diagnostic établi, il faudra savoir si l'on est en présence d'une sciatique à forme névralgique ou à forme névritique. En effet la sciatique peut être radiculaire et à la fois névralgique et névritique, comme la sciatique tronculaire elle-même est névralgique ou névritique.

C'est par la constatation des troubles trophiques que l'on arrivera à la connaissance de la forme névritique dans les deux cas, radiculaire ou tronculaire, et au contraire, l'absence des troubles trophiques fera penser à l'existence de névralgies simples tronculaires ou radiculaires.

Les troubles trophiques sur lesquels il faut tabler sont l'adipose sous-cutanée et l'atrophie musculaire.

Ces données acquises, le traitement ne saurait encore utilement être institué sans la notion étiologique.

Le *diagnostic étiologique* est un des points les plus intéressants et souvent aussi des plus décevants, en matière de sciatique. Néanmoins, il semble que plus on examine les malades atteints de sciatique moins on soit enclin à porter le diagnostic de sciatique essentielle. Une attention éclairée permet, le plus souvent, de reconnaître tout d'abord, soit une particularité clinique utile au pronostic et au traitement, soit une notion étiologique tirée de l'examen complet du malade. Il en est ainsi dans la *sciatique des goutteux,* qui se présente avec des caractères de grande mobilité et s'associe le plus souvent à des arthropathies (E. Besnier).

La sciatique des diabétiques, d'ordinaire bilatérale, s'accompagne de névralgies dans d'autres nerfs, elle peut alterner avec une paralysie faciale ou avec des augmentations ou des diminutions de la glycosurie.

La *sciatique blennorrhagique* est facile à reconnaître lorsqu'elle se montre contemporaine de l'urétrite aiguë, mais lorsque celle-ci est à l'état de goutte militaire, les rapports de la blennorrhagie avec la sciatique méritent d'être discutés. Dans beaucoup de cas, où l'on ne recherche pas, de parti pris, la coexistence de l'utérite chronique par les procédés habituels (filaments dans les urines, goutte matinale, etc.), on laisse très souvent dans l'ombre la véritable étiologie de cette sciatique.

Ainsi que nous l'avons vu, *la syphilis* se montre comme une cause des plus fréquentes des sciatiques et réalise ordinairement le type de la sciatique radiculaire.

En conséquence, tout individu porteur de sciatique doit être, en l'absence de toute cause évidente, soumis à une inspection scrupuleuse, sous le rapport des accidents syphilitiques : les cicatrices de chancre, de gommes, ou syphilides tertiaires, la leucoplasie buccale, une perforation du voile du palais, les déformations osseuses, seront l'objet de recherches minutieuses.

L'absence de toutes ces déterminations ne pourra pas cependant faire exclure l'étiologie syphilitique, car dans nombre de cas, la sciatique seule révèle l'atteinte du tréponème : de tels malades, rebelles à tout traitement depuis des années, ont vu guérir leur sciatique par l'emploi du traitement spécifique.

Il est d'ailleurs très malaisé de distinguer par des caractères cliniques cette sciatique syphilitique des autres sciatiques, seules les douleurs nocturnes répétées sont en faveur de l'étiologie spécifique.

La distribution radiculaire des troubles sensitifs dans la sciatique constitue un symptôme de haute valeur en faveur de l'étiologie syphilitique, ainsi que nous l'avons constaté, la syphilis créant des *méningo-radiculites sciatiques*[1].

Dans beaucoup de cas enfin de nature indéterminée, le traitement « pierre de touche » par son action rapide mettra en évidence la véritable nature de l'affection[2].

De même, la nature syphilitique de la sciatique, dans les formes frustes, sera mise en évidence grâce à la recherche de la déviation du complément[3], méthode dont la valeur pratique est actuellement bien fixée.

Le diagnostic de la nature *tuberculeuse, paludéenne, variqueuse* de l'affection ne peut être établi que par un examen détaillé du malade et, le plus souvent, par exclusion.

Mentionnons que pour diagnostiquer la *sciatique prétuberculeuse*, il sera nécessaire de s'entourer de tous les renseignements fournis par les méthodes de laboratoire.

C'est dans ce cas que l'injection hypodermique de tuberculine au 1/10 de milligramme, que la cuti-réaction, l'intradermo-réaction (W. Mantoux), l'ophtalmo-réaction (Calmette), le séro-diagnostic d'Arloing et Courmont

1. Lortat-Jacob et Sabaréanu, *Revue de Médecine,* août 1905.

2. Lortat-Jacob, Valeur diagnostique et pronostique de la sciatique radiculaire *Tribune médicale,* 1906.

3. Gaucher, Paris et G. Sabaréanu, La réaction de fixation chez les syphilitiques au point de vue diagnostic, pronostic et traitement. *Bull. soc. méd. des hôp.,* séance du 11 février 1910.

(Sabaréanu et Salomon)[1] pourraient, dans des circonstances diverses, fournir au problème des éclaircissements utiles.

La *sciatique hystérique* décrite par Achard et Soupault se reconnaîtra à l'association de troubles spasmodiques et d'hémianesthésie ; son début en général brusque peut être précédé d'une attaque apoplectiforme.

On aura aussi à dépister la *sciatique des simulateurs*, très fréquemment observée, parfois chez les soldats, parfois aussi du fait de l'état mental créé chez certains traumatisés par l'espoir d'une indemnité. Le diagnostic est souvent extrêmement simple, mais dans quelques cas des plus difficiles. Tout dépend du degré des connaissances médicales du simulateur.

La simulation sera difficile à mettre en évidence s'il n'existe aucun trouble trophique et aucun trouble sensitif objectif. Cependant chez certains individus la recherche du signe de Lasègue, des points de Valleix suffisent pour imposer le diagnostic ; mais si le simulateur est très averti, il convient de s'appuyer sur des symptômes moins connus, comme l'existence du signe de « Minor » et du réflexe controlatéral.

On recherchera de plus le signe de Lasègue en modifiant

---

1. Sabaréanu et Salomon, Séroréaction de la bacillo-tuberculeuse. *Revue de médecine*, 1905, p. 525.

la manœuvre, ainsi que nous le faisons : pour cela, on prie le malade de s'asseoir dans son lit et on appuie rapidement sur les genoux dans le but d'étendre complètement les membres inférieurs. Le sujet n'étant pas averti n'accusera de douleurs que si véritablement le nerf sciatique est en cause.

XI

TRAITEMENT

LE traitement de la sciatique doit être envisagé dans les différents cas. Car il n'existe pas un traitement de la sciatique, mais des méthodes thérapeutiques applicables aux malades atteints de cette affection.

La plus importante des données, qui dominent ce traitement, nous est fournie par la notion étiologique.

I. — TRAITEMENT D'APRÈS L'ÉTIOLOGIE.

Il faut donc dans tous les cas s'efforcer de remonter à l'étiologie de la sciatique.

C'est la connaissance de la cause qui permettra de mettre en œuvre une thérapeutique appropriée, et souvent couronnée de succès, là, où, au contraire, aura échoué depuis plus ou moins longtemps, la médication purement symptomatique.

Parmi ces causes les unes sont facilement accessibles à la médication, les autres, au contraire, y échappent plus ou moins.

En tête de celles qui donnent le plus de prise au traitement en matière de sciatique, il faut placer *la syphilis.*

Le traitement consiste dans l'emploi des différentes méthodes actuellement dirigées contre cette maladie.

Toutes ont leur indication — que ce soit l'administration du mercure sous forme de friction, de pilules, de solution ou d'injections de sels solubles ou insolubles, nous ne pouvons ici reprendre à propos de cette affection le procès de ces différentes méthodes ; cependant nous insisterons tout particulièrement sur l'emploi des injections intramusculaires de sels mercuriels dont voici les formules et les doses.

Tous les jours, ou tous les deux jours, pendant un mois au moins, on fera au lieu d'élection, avec toutes les précautions d'asepsie de rigueur, une injection intramusculaire de sels solubles. Il y a avantage à employer des doses médicamenteuses petites et fréquemment répétées plutôt que des doses massives et espacées [1], car elles sont mieux supportées par l'organisme ; par exemple : des injections soit

1. G. Sabaréanu, Traitement mercuriel dans la syphilis. *Annales des maladies vénériennes,* octobre 1908.

de biiodure d'hydrargyre, soit de benzoate d'hydrargyre,
soit de sublimé, soit d'hermophényl, aux doses suivantes :

```
Biiodure d'hydrargyre. . .  .   0gr,10 à 0gr,20 centigr.
Iodure de sodium. .  .  .  .   0 ,10 à 0 ,20   —
Eau distillée bouillie.  .  .  .   q. s. p. 10 cent. cubes.
```
Un cent. cube contient 0gr,01 à 0gr,02 centigr. de biiodure.

La solution huileuse de biiodure, mise en pratique par
Panas, malgré la petite quantité de mercure, est encore
employée. Elle se prescrit de la manière suivante,

```
Biiodure de mercure.  .  .  .  .  .  .   0gr,20 centigr.
Huile d'olive pure stérilisée.  .  .  .  .   5o cent. cubes.
```
Un cent. cube contient 0,004 milligr. de biiodure
Injecter tous les jours un cent. cube, pendant au moins un mois.

Le benzoate de mercure est fortement recommandé par
M. Gaucher, car il est bien supporté par les malades.

M. Gaucher conseille de faire préparer le benzoate ex-
temporané ment [1] et le formule de la manière suivante :

```
Benzoate d'hydrargyre.  .  .  .  .  .  .   1 gramme.
Chlorure de sodium chimiquement pur.   2gr,5o
Eau stérilisée. .  .  .  .  .  .  .  .  .   100 grammes.
```
Injecter un ou deux centimètres cubes par jour.

1. Professeur E. Gaucher, Traitement de la syphilis, IIe édition, p. 10.

Le sublimé se prescrit de la manière suivante :

    Bichlorure d'hydrargyre. . . . . . .   0^{gr},10
    Chlorure de sodium chimiquement pur.   0 ,05
    Eau distillée bouillie. . . . . . .   10 cent. cubes.
Chaque centimètre cube contient 0^{gr},01 centigr. de sublimé.

Injecter un à deux centimètres cubes de sublimé. Supprimer, dès qu'il y a des troubles intestinaux.

Enfin, on peut encore employer en injection le cyanure de mercure, à la dose d'un centigramme, l'hermophényl à la dose de deux centigrammes, etc.

Les injections de préparations mercurielles insolubles ont encore beaucoup de partisans qui leur reconnaissent comme qualités : l'action intense et la commodité pour le malade qui n'a besoin de se déplacer pour son traitement qu'une ou deux fois par semaine.

Parmi ces préparations insolubles l'*huile grise* occupe le premier rang. On emploie communément une formule dont le titre est de 40 pour 100 et dont on injecte une fois par semaine une quantité contenant 6 à 7 centigrammes de mercure ce qui représente 6 ou 7 divisions de la *seringue spéciale Barthélemy*. On fait en général 4 à 6 injections consécutives.

Le calomel est, de tous les sels injectables, le moins recommandable dans le traitement de la sciatique.

Il est, en effet, trop fréquent d'observer des nodules ou

des douleurs consécutivement à son emploi. On conçoit qu'au cours de la sciatique ces inconvénients soient à écarter.

Les autres modes d'administration du mercure pourraient trouver leur application dans les cas où les injections ne pourraient être pratiquées.

On emploiera soit les frictions, à la dose de 4 grammes d'onguent napolitain, pour une cartouche (n° 10) et l'on fera chaque jour, une friction « loco dolenti » tantôt à la fesse, tantôt au jarret, tantôt au mollet du membre malade, tantôt à la face plantaire du pied, et s'il n'y a pas d'irritation de la peau, on pourra reprendre la série des autres frictions dans l'ordre ci-dessus.

Dans le cas, où la peau serait irritée on suivra la technique préconisée habituellement pour la syphilis (friction dans les régions où la peau, par sa minceur permet une absorption plus rapide et plus grande : face interne des membres, aisselles, face antérieure des coudes, les flancs, les régions inguinales).

Le traitement à l'intérieur, par les pilules et les solutions mercurielles, a, en général, moins d'action que les méthodes précédentes, néanmoins dans bien des cas on est forcé d'y avoir recours.

Les pilules les plus employées sont celles de protoiodure et de sublimé.

On prescrira :

          Protoiodure de mercure. . . . . .   0^{gr},05 centigr.
          Extrait thébaïque. . . . .   0 ,01 centigr.
          Glycérine. . . . . }
          Savon médicinal. . . . . }   q. s.
                                                  pour 1 pilule.
F. S. A. 3o pilules molles.
Deux pilules par jour aux repas pour l'homme, une à une et demie pour la femme.

Sublimé (formule du Professeur E. Gaucher).
          Sublimé. . . . .   0^{gr},01 centigr.
          Extrait thébaïque. . . . . .   0 ,01 centigr.
          Glycérine neutre.. . . . . .   q. s. pour une pilule.
          Poudre de savon médicinal. . .   0^{gr},10 centigr.
                                                  pour 1 pilule.
F. S. A. 3o pilules molles.
Deux pilules par jour aux repas.

En solution le mercure s'emploie en général, sous deux formes :

1° La liqueur de Van Swieten. Une cuillerée à soupe par jour dans du lait aux repas.

2° Le biiodure, plus communément employé. Ce médicament forme le principe actif mercuriel du sirop de Gibert que l'on prescrit généralement à la dose de deux cuillerées à soupe par jour.

Le biiodure peut encore être employé en solution dans la formule suivante :

          Biiodure de mercure. . . . .   0^{gr},15 centigr.
          Iodure de potassium. . . . .   15 grammes.
          Sirop d'écorces d'orange amère. . }
          Eau distillée. . . . . }   ââ 15o   —
Deux cuillerées à soupe par jour.

Chaque cuillerée contient 0,01 centigramme de biiodure et 1 gramme d'iodure de potassium.

On voit que dans cette formule se trouvent associés, à juste titre, l'iodure de potassium et le biiodure de mercure.

En effet, dans le traitement des sciatiques névralgies et des sciatiques névrites syphilitiques, il faut aussi faire une large place à l'usage des préparations iodurées et iodées.

Ces médicaments doivent être donnés en même temps que le mercure et cela, non seulement à la période tertiaire, mais même à la période secondaire, pendant laquelle les iodiques ont une action plus sensible encore.

Dans ce dernier cas on emploie la solution classique de :

> Iodure de potassium. . . . . 20 grammes.
> Eau distillée. . . . . 150 —
> Sirop d'écorces d'orange. . . . . . 150 —
> 3 à 4 cuillerées à soupe par jour.

Les doses peuvent être doublées et même triplées (10 cuillerées à soupe par jour) dans des cas spéciaux, où l'iodure est bien toléré et lorsque la médication semblera avoir une action trop lente.

L'usage de l'iode seul peut également être indiqué, en cas d'intolérance pour l'iodure de potassium.

C'est alors qu'on pourra prescrire soit des gouttes de teinture d'iode, soit, ce qui est mieux, l'une des nombreuses préparations d'iode organique, aujourd'hui adoptées, comme l'iodomaïsine, l'iodalose, l'iodone, etc., etc.

On apportera, pendant le traitement mercuriel, une attention toute spéciale à l'état de la bouche. On conseillera les gargarismes au chlorate de potasse, les pastilles au chlorate de potasse, etc. ; avant tout traitement intensif, il sera bon de faire nettoyer la bouche et de surveiller la pyorrhée alvéolo-dentaire.

Ces précautions sont indispensables, car au cours de la sciatique on aura souvent besoin d'insister sur le traitement mercuriel et de le renforcer parfois, ce qui serait impossible, en cas de complications buccales.

L'action du traitement spécifique est variable dans la sciatique.

A la période secondaire cette action est rapide. Au bout de 15 à 18 jours de traitement, la sciatique est fortement améliorée, parfois complètement guérie.

Les résultats diffèrent dans la période tertaire suivant la lésion qui a causé la sciatique, et suivant l'ancienneté de l'affection.

Les cas récents appartenant à la syphilis tertiaire sont généralement aussi rapidement influencés que les cas relevant de la syphilis secondaire. Au contraire, pour les sciatiques de vieille date, pour celles qui ont des lésions constituées, le traitement iodomercuriel nécessite plus d'attention. C'est dans ces cas, en effet, qu'il convient de prolonger le traitement et d'en augmenter les doses.

Il n'est pas rare, même avec le traitement le mieux conduit et le plus persévérant de n'obtenir qu'une amélioration ; d'autre part on n'oubliera pas que toute sciatique guérie tend à récidiver.

Dans les sciatiques syphilitiques le traitement *hydrominéral* le plus justifié résidera dans l'emploi de la thérapeutique usitée à Uriage.

Les stations de Luchon, Aix-les-Bains, Barèges, Cauterets, Ax, les Thermes, Amélie-les-Bains, seront appelées dans chaque cas particulier, à rendre des services.

L'indication du traitement hydrominéral trouvera son bien fondé dans des circonstances différentes au cours de la sciatique syphilitique.

Les malades seront envoyés aux eaux, après le traitement mercuriel, pour éviter une récidive et on devra les engager à subir systématiquement un traitement préventif, qui, en dehors de l'infection syphilitique, visera spécialement la détermination sciatique.

En même temps la cure thermale servira à provoquer l'élimination plus rapide du mercure, accumulé dans l'organisme, ce qui pourra permettre de reprendre plus rapidement une nouvelle cure mercurielle.

Dans d'autres cas, l'utilité des eaux minérales apparaîtra, chez les malades porteurs de sciatiques rebelles et tenaces qui auraient résisté à tout traitement spécifique.

C'est dans ces stations thermales que les patients pourront subir un traitement plus intensif et bien toléré.

Lorsque les conditions matérielles s'opposeront au séjour des malades dans ces stations, on pourra leur faire suivre à domicile, le traitement sulfureux, au moyen de boissons d'eaux sulfureuses, ainsi que le recommande le Professeur Gaucher.

Paludisme. — A côté des sciatiques syphilitiques qui fournissent très souvent les plus heureux résultats thérapeutiques, dans les cas qui semblaient les plus désespérément rebelles, il convient de placer l'heureux effet du traitement quinique sur les sciatiques des paludéens.

Le traitement rationnel dans ces cas est l'injection de quinine par la voie hypodermique.

M. Laveran, pour calmer l'action douloureuse de ce sel, lui associe couramment l'antipyrine. Il conseille de faire l'injection profondément, pour éviter l'irritation ou l'escarre de la peau.

La formule suivante peut être prescrite :

Chlorhydrate basique de quinine. . . .	3	grammes.
Antipyrine.	2	—
Eau distillée bouillie.	6	—

Chaque centimètre cube contient 0,30 centigrammes de chlorhydrate de quinine et 0,20 centigrammes d'antipyrine.

Injecter de 1 à 3 centimètres cubes par jour.

Il convient d'injecter « loco dolenti ».

On peut encore, à l'intérieur, utiliser le sulfate de quinine, principalement en lavements, ainsi que le préconisaient Mondière et Grisolles.

A ce traitement par la quinine, il convient d'ajouter les toniques, l'arsenic, le fer, le quinquina qui lutteront utilement contre l'anémie paludéenne.

Le traitement par l'arsénobenzol, appliqué aux radiculites du tabes, n'a pu encore trouver d'emploi dans la thérapeutique de la sciatique.

Tuberculose. — Dans les cas, où la *tuberculose* est en cause, la notion étiologique, importante surtout pour le pronostic, servira moins pour le traitement de la sciatique que pour celui du tuberculeux.

En réalité, s'il s'agit de sciatique évoluant sur un tuberculeux avéré, on instituera un traitement symptomatique et trop souvent purement palliatif. Dans les autres cas, au contraire, lorsqu'il s'agit de ces sciatiques révélatrices d'un début de tuberculose, de « ces sciatiques d'alarme », chez lesquels le traitement est généralement couronné de succès, parce que cette sciatique par tuberculinémie tend à la guérison spontanée, on pourra instituer un traitement précoce de l'infection tuberculeuse et améliorer tout à la fois la sciatique et le tuberculeux.

Blennorragie. — Les sciatiques qui se développent sous l'influence de l'infection blennorragique ont un traitement différent suivant que l'on est en présence d'une sciatique contemporaine de l'urétrite ou d'une sciatique aiguë apparue tardivement.

Dans le premier cas, la guérison de la blennorragie amène assez rapidement la disparition des phénomènes névralgiques. On agira d'ailleurs, en même temps par le traitement symptomatique et, localement sur la blennorragie, par les lavages dans les cas aigus, et plus tard, dans les formes chroniques, par les instillations et les massages de la prostate et de l'urètre postérieur.

Les affections aiguës qui donnent lieu à des douleurs dans le territoire du nerf sciatique, comme la grippe, la fièvre typhoïde, la fièvre rhumatismale polyarticulaire, l'infection puerpérale, sont soumises à un traitement, tirant d'une part son indication de l'état du malade et d'autre part de l'intensité des phénomènes douloureux.

Grippe. — C'est ainsi que dans la sciatique qui apparaît

le plus souvent pendant la convalescence de la grippe, on
emploiera avec succès les associations d'antipyrine et de
quinine, sous la forme suivante :

Antipyrine. 0,50
Sulfate de quinine. 0,50

      pour un cachet, 2 par jour.

Il est nécessaire, pendant l'administration de l'antipyrine
dans la grippe, de surveiller la diurèse, et on devra, de préférence, administrer la quinine sous toutes ses formes. C'est
à ce titre encore, que les sciatiques survenant au cours de
la grippe, seront heureusement influencées par l'emploi de
la valériane.

On pourra formuler les pilules de :

Sulfate de quinine. . . . . }
Extrait de valériane. . . . . . . } àà 0gr,10 centigr.

    pour 1 pilule, n° 20, 6 par jour.

On pourra employer les pilules de Méglin dont la formule
est la suivante :

Oxyde de zinc. . . . .)
Extrait de valériane. . . . . . . } àà 0gr,05 centigr.
Extrait de jusquiame. . . . . . .)

   pour une pilule, n° 20, jusqu'à 3 par jour.

Pour les sciatiques relevant des autres maladies infectieuses, on s'adressera directement à l'agent causal tout en
visant à calmer la douleur.

Diabète. — Dans les sciatiques diabétiques le régime sera
la première condition de succès de la thérapeutique.

Il est assez habituel de voir disparaître la sciatique avec la glycosurie.

On proscrira les féculents, le pain, le sucre.

De toute façon, on s'inspirera, ainsi que le recommande M. Marcel Labbé, des méthodes qui diminuent lentement le sucre, au moins chez les diabétiques amaigris, ou chez ceux qui offrent une tendance à l'acidose [1].

D'autre part, il faudra, chez les malades atteints de sciatique, faire faire de fréquents examens d'urine qui porteront non seulement sur la recherche du sucre, mais sur la recherche de l'indosé urinaire. La connaissance de cet indosé, ayant une importance très grande pour dépister les diabétiques au début, ainsi que l'un de nous a pu le constater avec H. Labbé [2]. Dans tous les cas l'indosé alterne avec la glycosurie, et habituellement, il fait partie des états diabétiques constitués (H. Labbé et Vitry). — La sciatique peut donc se montrer chez des malades ayant un indosé anormal en excès et la réunion de ces symptômes doit faire mettre en œuvre les différents traitements applicables aux diabétiques.

Le traitement local ne sera pas négligé mais les pointes

1. Marcel Labbé, Régimes alimentaires, Biblioth. de thérap., Gilbert et Carnot, p. 334.

2. Lortat-Jacob et H. Labbé, L'indosé urinaire anormal symptôme précoce du diabète ; sa valeur diagnostique dans les états diabétiques frustes. *Soc. de biol.*, 22 janv. 1910.

de feu, les révulsions trop énergiques ne seront employées qu'après réflexion, car on connaît les tendances de certains diabétiques à faire des complications cutanées à la suite de ces irritations.

Goutte. — Le goutteux sera soumis également à une hygiène sévère, et on réduira le plus possible les aliments hydrocarbonés, on préconisera le régime végétarien et on s'attachera à faire faire de l'exercice progressif et modéré.

L'emploi de la colchique pourra rendre de réels services, dans les cas de sciatique goutteuse. Mais on ne perdra pas de vue que l'usage de ce médicament réserve trop souvent des surprises, et que sa tolérance est fort variable suivant les individus et les préparations pharmaceutiques : on pourra s'adresser soit à la teinture de semences de colchique, soit à la colchicine.

On formulera :

> Teinture de semences de colchique. . .   10 grammes.
> X à XXX gouttes par jour à prendre dans de l'eau.

Dans les cas où la colchique n'est pas tolérée, on aura recours soit à l'aspirine, soit à la piperazine, au lycétol, à l'urodonal.

Enfin on dirigera les malades, suivant les indications soit à Aix, soit à Dax, soit à Uriage, soit à la Bourboule, soit à Bourbon-Lancy.

Arthritisme. — Nous avons vu au chapitre de l'étiologie, l'importance de l'arthritisme dans l'apparition des névralgies sciatiques ; c'est de cette notion étiologique que devra s'inspirer le traitement général des malades.

C'est en apportant une attention toute particulière à leur hygiène, à leur diététique, que beaucoup de ces individus verront s'atténuer leurs douleurs et diminuer leur prédisposition aux névralgies.

En conséquence, il leur sera ordonné de se garder d'une alimentation trop. riche en substances azotées, mais par-dessus tout, d'éviter les excès de table, quelles que soient les substances ingérées. Il leur sera plus utile en pareille occurrence de manger peu, d'une façon générale, plutôt que de manger des aliments permis en trop grande quantité.

On favorisera les phénomènes d'assimilation et de désassimilation par l'hydrothérapie, la gymnastique, etc.

Il conviendra de les diriger, suivant la prédominance de leurs organopathies : à Vittel, Contrexéville, Évian, Aix-les-Bains, Dax, Bourbon-l'Archambault, Luchon, Bourbonne-les-Bains, Néris, Ussat, Bourbon-Lancy, Barèges, Bagnoles-de-l'Orne, Barbotan, Saint-Amand-les-Eaux.

Il sera recommandé aux porteurs de sciatiques dues aux *intoxications* (alcool, plomb, mercure, oxyde de carbone) de supprimer la cause de l'intoxication et de suivre une

hygiène générale tendant à relever les forces de l'organisme.

Hystérie. — Quant au traitement des sciatiques hystériques, il trouve ses plus solides éléments dans les pratiques
de la psychothérapie et l'isolement.

L'hydrothérapie, l'électricité pourraient constituer dans
certains cas des adjuvants utiles.

Les aimants, appliqués loco dolenti, ont donné à
MM. Achard et Soupault des résultats favorables.

Le traitement des sciatiques de causes locales par compression du nerf dans son trajet, soit à la cuisse, soit à la
jambe, soit dans le petit bassin, comporte l'intervention
appropriée.

Dans les cas, où la sciatique relève d'une compression
des racines, au niveau des trous de conjugaison par des
exostoses, des périostites, des tumeurs, l'opération guidée
par la répartition de la topographie radiculaire des troubles
de la sensibilité, sera le plus souvent libératrice.

Varices. — Il faut mentionner spécialement les indications du traitement des sciatiques variqueuses.

L'ablation des paquets variqueux rendra des services
incomparables, mais il conviendra encore de traiter les an-
giopathies de ces malades tant par les méthodes générales,
relevant de la cure de la diathèse dont ils sont porteurs que
par l'emploi des méthodes locales, l'effleurage du membre

atteint, des pratiques d'exercice, de la marche, la suppression des stations debout, la prohibition des ceintures et de jarretières, la compression du membre, suivant la méthode de Debove et Bruhl dont nous parlerons plus loin.

Enfin, le traitement de Bagnoles-de-l'Orne sera de nature à apporter à tous ces malades un soulagement précieux.

Sciatiques réflexes. — Les sciatiques *réflexes* provoquées par des lésions du petit bassin, de l'urètre, par des affections à distances seront influencées par la suppression du point de départ du réflexe douloureux. Le diagnostic de ce point de départ deviendra par le fait le meilleur élément de traitement. En cette circonstance, tant vaut le diagnostic, tant vaut le traitement et l'on devra à ce propos, se souvenir d'une malade soignée par Lisfranc, qui fut guérie de sa sciatique à la suite de l'ablation d'un polype utérin.

*
* *

TRAITEMENT SYMPTOMATIQUE

La médication symptomatique de la sciatique est particulièrement riche, c'est dire qu'aucun traitement ne donne d'une manière infaillible, dans tous les cas, les résultats désirables.

Néanmoins, il faut mentionner spécialement que le nerf

sciatique offre, de par son trajet, sa situation superficielle, des circonstances favorables aux tentatives de thérapeutique externe.

Envisageons d'abord la médication symptomatique interne.

MÉDICATION INTERNE

Vouloir décrire tous les médicaments qui peuvent être applicables à la sciatique, serait sans contredit risquer d'énumérer tous ceux qui peuvent être usités au cours des névralgies.

Tous ont pour but le soulagement de la douleur.

La prépondérance de ce symptôme est telle dans le syndrome sciatique que pour les malades il constitue toute l'affection, et l'on conçoit que le médecin ait, par-dessus tout, la préoccupation légitime de la faire disparaître, quel que soit par ailleurs le traitement adopté dans un but de thérapeutique étiologique.

En effet, que l'on ait en vue, soit la sciatique syphilitique, soit la sciatique par compression, soit la sciatique des diabétiques, la thérapeutique devra toujours commencer par le traitement du symptôme douleur.

Contre celle-ci c'est encore l'opium qui remportera les suffrages.

Préconisé par G. de Mussy et Brown-Séquard dans cette

affection, on pourra le prescrire sous forme des pilules suivantes :

> *Extrait thébaïque..* .   .   .   . $0^{gr},01$ centigr. (pour une pilule).
> F. S. A. 10 pilules semblables.
> Une toutes les 2 heures pendant l'accès douloureux.

Dans les cas rebelles, on pourra permettre une pilule toutes les heures de jour.

L'opium pourra être formulé en potion :

> Extrait thébaïque. .   .   .   .   . $0^{gr},20$ centigr.
> Eau de laurier-cerise. .   .   .   .   5 grammes.
> Sirop de fleurs d'oranger. .   .   50   —
> Infusion de valériane.. .   .   .   q. s. p. 200 grammes.

Une cuillerée à soupe toutes les deux heures, dans les sciatiques de moyenne intensité.

Si le calme ne survient pas, le malade peut alors rapprocher les prises.

Si l'on suppose une origine abdominale, génitale, pelvienne à la sciatique, on pourra avec avantage, incorporer l'opium à un suppositoire :

> Extrait d'opium.. .   .   .   . $0^{gr},03$ centigr.
> Chlorhydrate de cocaïne. .   .   .   .   .   0 ,02   —
> Beurre de cacao.. .   .   .   .   4 grammes.
> F. S. A. un suppositoire.
> 1 à 3 suppositoires par jour.

Verger a tenté avec succès la méthode de l'opium à dose progressive, dans le traitement des névralgies radiculaires des membres, avec des résultats encourageants.

Quels que soient les avantages manifestes de l'opium, on ne perdra pas de vue ses inconvénients.

Le moindre réside dans sa tendance à provoquer de la constipation. Il sera donc évité autant que possible chez les vieillards constipés et chez les femmes, et toujours on devra surveiller, chez les malades qui l'absorberont, l'état de l'intestin en donnant chaque jour un laxatif.

L'extrait d'opium, dans beaucoup de cas, sera remplacé par la morphine, qui n'a pas le désavantage de provoquer de constipation, mais dont le danger ici est autre, à cause de la répétition des injections qui pousseraient le malade à la morphinomanie.

Il ne faudra, par conséquent, en user que dans les cas tout à fait rebelles et dans les crises paroxystiques, en ayant soin de prendre les mesures nécessaires pour que le malade ne puisse en user sans le secours du médecin.

L'injection hypodermique sera faite avec un centimètre cube de la solution suivante :

> Chlorhydrate de morphine. .   .   .   .   0gr,10 centigr.
> Eau distillée bouillie. .   .   .   .   .   .   10 cent. cubes.

Parfois on sera amené à préférer la voie gastrique et on pourra alors avoir recours aux *goutes blanches* :

> Chlorhydrate de morphine. .   .   .   .   0gr,05 centigr.
> Eau de laurier-cerise. .   .   .   .   .   .   10 cent. cubes.
> Faire dissoudre.
> V à X goutes dans de l'eau sucrée 2 à 4 fois par jour.

L'héroïne peut remplacer la morphine, en l'employant par la bouche sous forme de pilule, cachet et potion, so t par la voie sous-cutanée en injection.

On peut donc prescrire :

> Chlorhydrate d'héroïne. . . . . . 0^{gr},05 centigr.
> Eau distillée.. . . . . dix cent. cubes.
> Chaque seringue de 1 c. c. contient un 1/2 centigr. d'héroïne.
> *Une* à *deux seringues de* 1 c. c. *par jour.*

Il est nécessaire de n'employer ce remède que temporairement afin d'éviter l'héroïnomanie.

Une autre médication analgésique qui donne des résultats appréciables consiste dans l'emploi judicieux de la belladone. Celle-ci, moins active que la morphine, ne présente pas ses inconvénients. On pourra l'associer d'ailleurs à cette dernière comme dans la potion suivante :

> Sirop de belladone.. . . . . /
> Sirop de morphine.. . . . \ āā 10 grammes.
> Eau de laurier-cerise. . . . 5 grammes.
> Hydrolat de tilleul.. . . . q. s. p. 200 grammes.

En suppositoire, la belladone sera formulée de la façon suivante :

> Extrait de belladone. . . . 0^{gr},02 centigr.
> Extrait d'opium.. . . . . o ,03 —
> Beurre de cacao.. . . . . q. s. p un suppositoire.
> Jusqu'à 3 par jour.

Nous ne conseillons pas l'usage de l'atropine, toujours

délicate à manier et parce que les malades ont tendance à exagérer les doses permises.

Dans certains cas, où les crises douloureuses s'accompagnent de mouvements convulsifs, de crampes douloureuses, on se trouvera bien d'associer à l'extrait thébaïque l'extrait de jusquiame et de belladone, comme dans les pilules suivantes :

  Extrait de jusquiame. . . . . . . $0^{gr},02$ centigr.
  Extrait thébaïque. . . . . $0\ ,02$ —
  Extrait de belladone. . . . . . . $0\ ,01$ —
         pour une pilule, n° 10.

Jusqu'à 4 pilules par jour.

Dans cet ordre d'idées, nous rappellerons les pilules de Méglin si fréquemment usitées :

  Oxyde de zinc. . . . .
  Extrait de jusquiame.. . . . . .   ãã $0^{gr},05$ centigr.
  Extrait de valériane. . . . . . .
       pour une pilule, 3 par jour.

Ces pilules devront être données progressivement et on pourra même dépasser sensiblement les doses ci-dessus, tout en surveillant l'apparition des phénomènes toxiques.

Après la guérison, Méglin recommandait de ne pas cesser brusquement et de diminuer les doses graduellement.

Un des antinévralgiques, qui ont le plus de partisans, surtout dans le tic douloureux de la face, et qui est appelé à rendre des services dans le traitement des sciatiques consiste dans le *gelsemium sempervirens* : on pourra prescrire la *teinture de gelsemium,* 10 grammes, dont on prendra *six gouttes* au repas du soir.

Cette substance ne devra être employée que très prudemment car elle est d'un maniement délicat et quelquefois dangereux, lorsque ses doses sont dépassées ou administrées sans progression.

A côté de ces médicaments, vient la liste nombreuse de tous les analgésiques qui seront employés dans les cas moins intenses.

Le plus habituel est l'antipyrine, que l'on associera au bicarbonate de soude.

Dans les cas où l'on s'adresse à une solution, on formulera :

Antipyrine..	3 grammes.
Sirop de limon.	40 —
Eau distillée.	q. s. p. 200 —
	à prendre en 24 heures.

Dans nombre de cas de sciatiques variqueuses, de sciatiques a frigore, l'association d'antipyrine et de quinine rendra des services.

Antipyrine.	1 gramme.
Sulfate de quinine.	0gr,50 centigr.
pour 1 cachet, deux cachets à deux heures d'intervalle.	

L'usage de la phénacétine sera de mise dans les cas où les douleurs affecteront principalement le type de douleurs

en lancées. Il sera bon également de l'associer à l'antipyrine dans les cachets :

> Antipyrine. . . . . $0^{gr},50$ centigr.
> Phénacétine. . . . . 0 ,30   —
>
> pour un cachet, ne pas dépasser 3 par jour.

La phénacétine est très employée par Lépine jusqu'à la
dose de 2 grammes par jour.

Néanmoins, cette dose de 2 grammes ne devra être con-
seillée que très prudemment et dans des cas particulièrement étudiés.

L'exalgine remplacera l'antipyrine surtout dans les névralgies a frigore. Elle se donne à doses moitié moins élevées
que l'antipyrine et on ne dépassera pas 0,60 centigrammes
par jour. Ainsi on formulera des cachets avec du bicarbonate de soude :

> Exa'gine. . . . . $0^{gr},30$ centigr.
> Bicarbonate de soude. . . . . 0 ,30   —
>
> pour un cachet, deux par jour.

En potion, l'exalgine pourra être prescrite avec de l'alcool,
comme la potion suivante :

> Exalgine. . . . . $0^{gr},60$ centigr.
> Alcoolat de mélisse.. . . . . . 20 grammes.
> Sirop d'écorces d'oranges amères. 50 grammes.
> Eau de tilleul. . . . . . . q. s. p. 200 grammes.
>
> à prendre en 3 fois dans les 24 heures.

L'acétanilide ou antifébrine sera employée avec succès

dans les formes rhumatismales et spasmodiques à la dose
maxima de deux grammes en 24 heures.

> Acétanilide. . . . . 0ᵍʳ,40 centigr.
> pour 1 cachet, nº 10 ; 3 cachets par jour.

On pourra également la prescrire en potion alcoolisée,
comme pour l'exalgine.

Mais de tous les analgésiques, usités dans les sciatiques,
c'est au pyramidon que, dans la plupart des cas, on doit
donner la préférence en cachets, à la dose maxima de
1,50 centigrammes par jour, seul ou associé à la phénacétine.

> Pyramidon. . . . . 0ᵍʳ,40 centigr.
> pour un cachet, nº 10, 3 par jour.

Ce médicament a l'avantage de ne pas donner d'intolérance gastrique et d'être souvent mieux supporté que les
autres analgésiques.

Les substances du groupe de l'acide salicylique rentrent
dans la thérapeutique de la sciatique.

Le salicylate de soude applicable aux sciatiques chez les
rhumatisants sera prescrit en potion :

> Salicylate de soude. . . . . . 4 grammes.
> Sirop d'écorces d'oranges. . . 50 —
> Eau distillée. . . . . q. s. p. 200 grammes.
> à prendre en 4 fois dans les 24 heures.

Le salophène à la dose de 3 à 5 grammes par jour en

cachets de 1 gramme ne sera pas prescrit en potion, sa presque insolubilité dans l'eau devant faire préférer un autre mode d'administration.

L'aspirine sera donnée à la dose de 1 à 3 grammes par jour, en cachets ou en comprimés de 0,50 centigrammes.

En dehors des médicaments précités, plusieurs auteurs recommandent l'hyoscine, la datura, l'aconitine, la solanine ; mais si ces toxiques donnent dans des cas appropriés des résultats intéressants, ils sont d'un maniement difficile et offrent des avantages inconstants.

Le cannabis indica pourra, par contre, donner du soulagement au malade et sera prescrit en potion :

> Extrait gras de cannabis indica. . . . 0^{gr},20 centigr.
> Julep gommeux.. . . . . 200 grammes.
> f. s. a. une potion, 2 cuillerées à soupe en 24 heures.

ou en pilules :

> Extrait de chanvre indien. . . . ⎫
> Poudre de jusquiame.. . . . . . ⎬ ãã 0^{gr},05 centigr.
> ⎭
> pour une pilule, n° 20, 2 à 3 par jour.

Quel que soit l'analgésique employé, il sera préférable, dans la plupart des cas, de choisir la voie rectale pour administrer le médicament.

C'est par ce moyen, que certaines sciatiques, rebelles au traitement interne administré par la voie buccale, pourront voir s'amender leurs phénomènes douloureux ; il semble

qu'il y ait par ce procédé, mise en œuvre d'une action réflexe bienfaisante.

TRAITEMENT EXTERNE

On peut agir sur la sciatique de différentes façons :

a) Par voie cutanée, en applications externes ;

b) Par voie sous-cutanée, par des injections hypodermiques plus ou moins profondes.

La première consiste dans l'emploi de la médication cutanée. Les frictions avec les baumes, les badigeonnages de lau-
danum, les calmants en un mot, rempliront ces indications.

Les embrocations à l'huile d'amandes douces, au salicylate de méthyle pourront être des adjuvants utiles.

On pourra formuler :

Baume tranquille. . . . .)
Baume de Fioravanti. . . . . } āā 5o gr.
Salicylate de méthyle. . . . .)

    applicable en enveloppement ouaté.

On pourra parfois remplacer le salicylate de méthyle par
l'ulmarène, succédané inodore.

Le chloroforme, les opiacés, la jusquiame, l'huile bella-
donée, l'ichtyol, pourront rentrer dans les liniments.

Ichtyol. 15
Chloroforme. 15
Alcool camphré.. 70
F. S. A. une mixture.

Le baume suivant remplira les indications désirées :

Extrait de belladone.	1	gramme.
Extrait de jusquiame.	1	—
Laudanum de Sydenham.	2	—
Baume tranquille.	50	—

Usage externe.

Ou bien on emploiera l'ichtyol en pommade.

Ichtyol.	5	grammes.
Stovaïne.	1	—
Axonge benzoïnée.		
Vaseline.	àà 15 grammes.	

On pourra incorporer à la pommade le menthol.

Camphre.	2	grammes.
Menthol.	1	—
Vaseline.	40	—
Lanoline.	20	—

Ou bien encore le liniment suivant :

Laudanum.	2	grammes.
Menthol.	1	—
Chloroforme.	20	—
Baume tranquille.	35	—

La térébenthine peut servir à faire des frictions comme dans les préparations suivantes :

Essence de térébenthine.	10
Alcoolat de Fioravanti.	30
Alcool camphré.	110

Le gaïacol sera prescrit en teinture associée à la teinture d'iode :

Teinture d'iode fraîche.	15	grammes.
Gaïacol.	2	—

Usage externe.

En pommade :

Gaïacol cristallisé.	5 grammes.
Ulmarène..	10 —
Lanoline. . . . . }	ãã 20 grammes.
Vaseline. . . . . }	

Certains praticiens[1] ont préconisé l'emploi d'applica-
t'ons d'acide chlorhydrique; en faisant des badigeonnages
au pinceau d'une solution de 15 à 20 grammes d'acide
chlorhydrique officinal dans 300 grammes d'eau environ ;
une seconde application est répétée 48 à 56 heures après
la première en respectant les endroits irrités du fait du premier pansement. On fait, en général, 4 ou 5 badigeonnages,
et d'après les auteurs, la guérison de la sciatique survien-
drait entre 21 et 25 jours.

Néanmoins, il nous semble préférable de s'adresser à un
révulsif plus maniable et exposant moins aux irritations cutanées, car trop souvent le membre atteint de sciatique est
en état de mauvaise nutrition et particulièrement exposé
aux complications.

Les moyens physiques rendent des services considérables
dans le traitement de la sciatique.

Les plus faciles à employer consistent dans les applica-

---

1. Gennetas, Traitement de la sciatique par les applications d'acide chlorhydrique. *Thèse*, Montpellier, 1897.

tions de teinture d'iode, de sinapismes, de ventouses scarifiées, de chlorure d'éthyle.

Les sinapismes et la teinture d'iode seront appliqués sur le trajet du nerf et particulièrement dans les points douloureux, tous les deux jours dans les cas très légers et tous les jours dans les cas plus sérieux. On n'emploiera que la teinture d'iode fraîche, pour éviter les brûlures de la peau, on surveillera même les sinapismes qui seront laissés en place un assez long temps pour faire une réaction salutaire sans vésication.

Les vésicatoires ne seront tolérés que dans des circonstances bien déterminées et seront souvent remplacés par les autres modes de révulsion.

Le chlorure de méthyle est un moyen habituellement employé aujourd'hui ; il produit le plus souvent une sédation rapide de la douleur.

Il peut s'appliquer suivant deux modes :

1° En pulvérisation ;

2° En stypage.

La pulvérisation, préconisée par le Professeur Debove, faite avec l'appareil approprié, sera effectuée non seulement sur le trajet du nerf, en bande étroite, mais aussi en dehors et en dedans des limites du tronc nerveux.

On aura soin de maintenir l'appareil à une certaine distance pour produire une congélation superficielle.

De cette façon on évitera les escarres et les brûlures, toujours redoutables chez les diabétiques ou les cachectiques.

Après cette légère congélation, on doit voir une rubéfaction transitoire.

On peut également employer le chlorure d'éthyle.

Le stypage, connu depuis Bailly, consiste dans l'application d'un tampon d'ouate congelé par le chlorure de méthyle et placé de distance en distance sur le trajet du nerf douloureux.

En regard des méthodes du traitement qui ont pour base l'usage du froid, il convient de placer celles qui s'adressent à la chaleur.

En première ligne, viennent les applications de compresses chaudes sur le sciatique suivant la méthode de Siegriest : les compresses sont trempées dans de l'eau à 50°, à 60°, elles sont recouvertes de flanelle et de quelques couches de papier, le pansement est renouvelé pendant deux heures chaque jour, en ayant soin de ne maintenir toujours sur le membre que des compresses chaudes. Les bains de sable chaud rendront des services analogues.

Les bains de vapeur, employés chez les arthritiques de préférence, ont pour effet d'amener une forte sudation, soit locale, soit générale, suivant le dispositif mis en œuvre, et procurent souvent un soulagement rapide.

Ces différentes révulsions ont un mécanisme analogue, et empruntent leurs bienfaits au jeu alternatif des vaso-constrictions et des vaso-dilatations.

Les pointes de feu distribuées depuis les origines du nerf jusqu'à ses ramifications périphériques, procureront parfois un soulagement rapide, surtout dans les cas rebelles et anciens.

Les *bains d'air chaud* administrés soit avec des boîtes, soit avec l'appareil de Talleyrmann, seront employés avec succès dans les sciatiques blennorrhagiques et dans les sciatiques rhumatismales : le membre sera enveloppé dans de la flanelle et placé dans l'appareil dont on élèvera progressivement la température jusqu'à 150°, 160° et même 192° comme le rapporte le Professeur Landouzy[1].

La *douche d'air chaud,* appliquée en jet, sur les points de Valleix, a donné souvent après une courte exacerbation, des soulagements durables.

Le traitement classique de Weir' Mitchell[2] réside dans l'emploi des révulsifs et de l'immobilisation du sciatique : les révulsifs consistent en application de ventouses, de sinapismes et, si les douleurs persistent, il fait une injection de chlorhydrate de cocaïne de 15 milligrammes à 3 centi-

1. L. Landouzy, *Acad. de méd.,* 26 nov. 1901.
2. A. Jouenne, Les différents traitements de la sciatique. *Thèse,* Paris, 1904.

grammes au point douloureux, après quoi il immobilise la cuisse et la jambe en demi-flexion avec des attelles et des bandes depuis la pointe du pied jusqu'à la racine du membre ; les bandes sont changées tous les jours ; pendant le pansement on imprime aux articulations quelques légers mouvements et des massages sont pratiqués.

Après la suppression des bandes et des attelles le malade doit rester couché et ne doit ni s'asseoir ni se lever pendant quelques jours.

Ce traitement dure, en général, de 2 à 4 semaines.

A côté de ce procédé thérapeutique qui immobilise le membre en flexion nous rapporterons la méthode recommandée par M. P. Carnot[1].

Cet auteur fixe le membre en extension, par le procédé employé dans le traitement d'une fracture de cuisse, c'est-à-dire, qu'il fixe un étrier à la partie inférieure de la jambe, au moyen de bandes en diachylon ; à l'étrier on suspend des poids plus ou moins lourds. Pour que le corps fasse contre-extension on soulève au moyen de briques, les pieds du lit du côté de l'appareil.

Au début l'appareil est laissé quelques jours en place, puis on l'applique, les jours suivants, d'une façon intermit-

---

1. P. Carnot, Traitement de la sciatique par l'extension continue. *Progrès médical*, 19 juin 1909.

tente. M. Carnot a obtenu des résultats satisfaisants avec un poids de 3 kilogrammes. Le traitement dure en moyenne quinze jours.

L'hydrothérapie dans la sciatique[1] est dirigée d'une manière efficace contre l'élément douleur.

Cette hydrothérapie peut emprunter plusieurs moyens :

1° La douche en jet ;

2° La douche en pluie ;

3° La douche filiforme.

Chacune de ces douches peut être donnée froide, chaude, ou écossaise.

La douche qui, au dire de Lagrelette, donne les résultats les plus rapides consiste dans l'emploi alternatif de l'eau tiède, puis chaude, puis froide.

La guérison est assez fréquente du 12e au 18e jour.

Dans les cas bénins elle survient en 4 jours et dans les cas rebelles en 3 mois.

Il est assez aisé aujourd'hui d'appliquer ce traitement grâce à la diffusion des appareils à douche.

Le *traitement thermo-résineux* est applicable à tous les cas où les méthodes habituelles ont échoué, ou bien encore d'emblée, dans certaines formes particulièrement douloureuses.

On place le sujet dans une caisse à fumigations remplie

1. Lagrelette, *Thèse*, Paris, 1869.

de vapeurs térébenthinées : la tête du malade reste en dehors, les vapeurs sont amenées dans la caisse par un tube et portées à une température de plus en plus haute, pouvant atteindre 60 à 70°.

Le patient séjourne dans l'appareil pendant 20 minutes. L'absorption des vapeurs se fait autant par la peau que par la respiration, en raison des émanations faciles des vapeurs en dehors de la caisse. Ces bains se donnent habituellement en série d'une vingtaine, mais rarement les malades les supportent, car différents accidents peuvent se montrer, comme des bourdonnements d'oreilles, de la tachycardie, des syncopes, etc. ; aussi, généralement, ne donne-t-on ces bains que par intermittence.

Après chaque bain térébenthiné, il sera bon de coucher le malade dans de chaudes couvertures de laine pour favoriser la sudation.

L'action générale de ces bains se fait sentir, grâce à une sudation parfois exagérée qui amène souvent de l'amaigrissement et de la fatigue, aussi est-il indispensable de ne les prescrire qu'après un examen détaillé du système cardio-vasculaire et rénal du malade.

Comme méthode dérivée des précédentes, on a pu employer avec succès des pansements du membre malade faits avec une kérirésine analgésique et résolutive, connue sous le nom d'*ambrine*.

L'application est faite en chauffant celle-ci à 60° ; avec un pinceau on l'étale sur la peau et sur des carrés d'ouate sus-jacents, de façon à faire une carapace résineuse souple et compressive[1].

D'autres procédés ont pour base exclusive la compression du nerf : c'est ainsi que Négro de Turin préconise la compression digitale du sciatique au niveau de son émergence, pendant plusieurs secondes, à quelques minutes d'intervalle.

Ordinairement, d'après cet auteur, la guérison survient après 6 séances.

Le massage est appelé à rendre des services dans le traitement des sciatiques, principalement au début, dans toutes les formes. Il consistera en effleurage, tapotage et pincement pratiqués de haut en bas. Les séances devront être rapprochées et leur nombre variera suivant l'intensité des douleurs.

MM. Debove et Brühl préconisent *la compression de tout le membre* avec la bande d'Esmarch, depuis le pied jusqu'à la racine de la cuisse, dans le but de produire l'anémie du membre, pendant quelques minutes.

Chaque application détermine un soulagement de plus en plus durable ; le traitement est surtout utile dans les

1. Dr Barthe et Sandfort, De l'Ambrine, Paris, 1904.

sciatiques variqueuses ; on fera porter un bas élastique dans l'intervalle des séances.

L'électrisation constitue un des agents de traitement des plus employés dans les sciatiques avec atrophie musculaire.

Le médecin a habituellement à sa disposition deux sortes d'appareils, soit d'électrisation faradique, soit d'électrisation galvanique.

Les autres procédés sont du domaine des spécialistes en électricité et nous ne ferons que les mentionner.

Le courant galvanique sera employé progressivement, d'abord à doses faibles, puis croissant de 5 milliampères à 15 milliampères.

Certains auteurs : Zimmern, Bosc, Delherm, Bergonié atteignent jusqu'à 100 milliampères, ces doses bien que très utiles, à la condition d'employer de larges électrodes, ne seront maniées qu'avec prudence parce que dans un grand nombre de cas, au début, elles pourraient parfois exagérer les phénomènes douloureux.

Avec le courant galvanique on s'adresse généralement à la méthode unipolaire.

Le pôle positif joue le rôle actif et est placé sur la partie douloureuse, tandis que le pôle négatif sera appliqué sur la nuque ou la région lombaire.

Ces pôles seront reliés à des électrodes ordinaires, imbibés d'eau salée tiède et qu'on exprime légèrement avant de les appliquer sur la peau.

Si l'on veut agir sur plusieurs points douloureux, on attache plusieurs électrodes au pôle positif.

Si le malade est couché, on applique les électrodes sur la peau bien asséchée et on a soin que l'électrode soit en contact intime avec celle-ci. Il faut, dans ce but, fixer l'électrode avec des bandes, après quoi on fera passer le courant en l'augmentant progressivement ; on diminuera de même le courant graduellement.

Chaque séance doit durer, en général une demi-heure, et même plus au début. Elles auront lieu d'abord tous les jours et seront ensuite espacées tous les 2 ou 3 jours.

Le courant faradique s'adresse aux cas affectant le caractère névralgique, tandis que le précédent est surtout utilisé contre les névrites d'intensité moyenne.

Dans l'usage du courant faradique on s'adressera également à la méthode unipolaire. Le pôle actif est muni d'un pinceau de Duchenne ou d'un râteau de Tripier que l'on promène le long du nerf sciatique et sur les points de Valleix.

L'électricité a une double action :

1° Sur les phénomènes généraux qu'elle amende, le plus souvent, par suggestion ;

2° Sur les phénomènes locaux qu'elle corrige en les calmant, comme dans le cas du courant galvanique, ou en produisant une révulsion salutaire dans le cas du courant faradique.

Ces deux courants ont chacun une indication précise.

Aux névralgies on réserve le courant faradique et aux névrites avec troubles trophiques le courant galvanique ; l'un d'ailleurs peut remplacer l'autre si l'on n'obtient pas de résultat.

En dehors de ces méthodes à la portée des praticiens, les spécialistes en décrivent d'autres[1], qui sont : l'ionisation par les courants continus ; l'électricité statique par les étincelles, les courants de Morton, la haute fréquence, ou la d'Arsonvallisation avec le dispositif de Oudin, les courants sinusoïdaux et ondulatoires[2], etc...

Traitement par le radium. — Touchard et Mme Fabre ont obtenu des améliorations indiscutables par ce procédé dans un cas de sciatique ancienne avec scoliose homologue. Le soulagement se produit lorsqu'on applique le radium sur les racines sacrées. Au contraire, il est négatif, après application sur le tronc du sciatique lui-même[3].

La radiothérapie dans la sciatique a été préconisée par Babinski, Charpentier et Delherme. MM. Delherme et Guy

---

1. Blanc, Traitement de la sciatique par les agents physiques. *Thèse*, Paris, 1910. — Delherm et Laquerrière, Électrothérapie clinique, 1096.

2. Zimmern, Éléments d'électrothérapie clinique, 1906.

3. *Rev. Neurol.*, séance du 6 mai 1909.

rapportent l'histoire de 12 cas. Il s'agissait de sciatiques graves, dont la plupart avaient résisté à toutes les thérapeutiques pharmacologiques et physiques. Le réflexe achilléen était seulement conservé dans 3 cas, exagéré dans 1 cas, aboli dans 7 autres, or cette perturbation est, comme on le sait, un signe d'une atteinte grave du nerf. Les auteurs ont enregistré deux insuccès francs, 9 guérisons complètes, 1 guérison suivie une année après d'une rechute qui fut guérie de nouveau. Le traitement radiothérapique a toujours été effectué à doses faibles. Au bout de quelques séances, en général, les modifications se produisaient. L'irradiation a porté, le plus souvent, sur les points lombaires et aussi sur les points d'émergence ; parfois aussi sur les points douloureux. Ce traitement peut être appliqué, dans toutes les sciatiques graves, et, peut-être en particulier, dans celles qui sont consécutives à une compression des racines.

La plupart des agents thérapeutiques précédents peuvent avoir leur indication précise au cours d'une sciatique longue ; dans beaucoup de cas ils pourront s'ils échouent être suivis de l'emploi des *injections hypodermiques*.

INJECTIONS HYPODERMIQUES

Celles-ci furent faites, en premier lieu, avec de l'eau pure (Potain) à la dose de 8 à 10 gouttes par piqûre. On peut faire dix injections, en une seule séance aux points maximum de la douleur. Ces injections provoquent, immédiatement après, des douleurs assez fortes.

Tout récemment, MM. Surmont et Dubois insistent sur l'utilité des injections juxta-nerveuses d'eau distillée, appliquées, avec succès, à la cure des névralgies[1].

Mais dans cet ordre d'idées, ce sont les injections de sérum artificiel qui ont donné le meilleur résultat ; elles furent employées d'abord, exceptionnellement par MM. Debove et Brühl et furent appliquées dans un but thérapeutique par MM. Launois et Bernard[2].

Le sérum artificiel est injecté dans les névralgies sciatiques à doses variables, dans le but d'amener une diminution des douleurs.

Les résultats sont souvent satisfaisants dans les cas peu intenses. L'injection hypodermique agit en déterminant une distension des extrémités nerveuses, et a un effet mécanique.

Le Professeur Déjerine[3] a rapporté des résultats satisfaisants de cette méthode thérapeutique.

1. Surmont et Dubois, Sur les injections juxta-nerveuses d'eau distillée : application à la cure des névralgies. *Archives de méd. expérim.*, janvier 1910.

2. Gébert, Traitement de la sciatique par les injections locales et à distance. *Thèse*, Paris, 1907.

3. Déjerine, Traitement de la sciatique par les injections du sérum artificiel. *Journal de méd. int.*, 1902.

Nous pensons qu'en dehors de l'action physique et dynamique de ces injections, il y a lieu d'admettre un rôle psychique, qui modifie souvent les réactions subjectives des malades.

Le sérum employé est constitué par une solution de NaCl à 7,5/1 000 ou bien suivant la formule de Hayem, on administrera le sérum suivant :

Chlorure de sodium. . . .	5 grammes.
Sulfate de soude.	10 —
Eau distillée bouillie. . . .	q. s. p. 100 cent. cubes.

Ces injections sont faites au niveau des points douloureux à la dose de 5 grammes en moyenne et sont renouvelées plusieurs fois par semaine. Il sera parfois utile d'ajouter au sérum 0,20 à 0,30 centigrammes de stovaïne pour 100 centimètres cubes.

Le Professeur Déjerine a remarqué que dans les sciatiques symptomatiques, les douleurs s'amendaient rapidement, mais d'une manière transitoire.

On remplacera quelquefois ces sérums par l'eau de mer isotonique.

Il est évident, qu'en dehors des actions précitées, ces injections possèdent un pouvoir adjuvant dans le traitement des affections nerveuses avec dépression ; elles agissent comme stimulant de l'état général et contribuent à réparer les forces de l'organisme.

Employées avec succès par P. Marie et Crouzon[1] *les injections d'air* appliquées selon la méthode de Cordier amènent également une amélioration des douleurs ; elles ont une action analgésique ; néanmoins, elles n'ont donné des résultats que dans des cas peu nombreux (Karoubi), car l'action analgésiante constatée par Abel Courcelle n'a pas été retrouvée par Mongour et Carles.

La technique employée est identique à celle indiquée pour les pleurésies : à un tube de caoutchouc on ajoute à une extrémité une aiguille, à l'autre une soufflerie de thermocautère ; au milieu du tube de caoutchouc se trouve un tube de verre stérilisé rempli de ouate destinée à la filtration de l'air. Il nous semble utile en outre de stériliser le caoutchouc reliant le tube de verre à l'aiguille.

On prendra soin de limiter l'injection d'air pour ne pas produire d'œdème gazeux à distance.

L'injection est faite au point douloureux ; Cordier recommande le massage de la région après l'injection d'air ; on recommence 8 ou 10 jours après.

Le Professeur Chauffard rapporte un cas confirmatif de l'utilité de cette méthode dans une névralgie intercostale.

On peut, pour remplacer l'air, injecter, ainsi que l'ont fait Massalongo et Danio[2], de l'oxygène. — Ces injections

1. Pierre Marie et Crouzon, *Soc. méd. des hôp.*, 12 déc. 1909.
2. Massalongo et Danio, *Il policlinico*, septembre 1906.

seront faites au point où la douleur est à son maximum. Ils obtinrent une guérison absolue dans neuf cas sur vingt, après un mois de traitement, comprenant 10 à 12 injections.

Injections d'anesthésiques : On a, dans ces dernières années, utilisé avec succès soit les injections de cocaïne à 1/100, soit celles d'eucaïne, de novocaïne ou de stovaïne.

Ces dernières sont mieux tolérées et peuvent être données à doses doubles. Elles ont cependant l'inconvénient de produire une vaso-dilatation d'où la coutume d'associer à la stovaïne un mélange de cocaïne et d'adrénaline.

En Allemagne on emploie beaucoup l'injection cocaïnée, suivant les formules de Schleich :

Solution a.

Chlorhydrate de cocaïne..	dix milligr.
— de morphine.	cinq milligr.
Chlorure de sodium.	0^{gr},20 centigr.
Eau distillée.	100 cent. cubes.

Solution b.

Chlorhydrate de cocaïne..	0^{gr},10 centigr.
— de morphine.	0 ,02 —
Chlorure de sodium.	0 ,20 —
Eau distillée stérilisée.	100 cent. cubes.

Solution c.

Chlorhydrate de cocaïne..	0^{gr},20 centigr.
— de morphine.	0 ,02 —
Chlorure de sodium.	0 ,20 —
Eau distillée.	100 cent. cubes.

Ou bien, ce qui est préférable, prescrire :

> Stovaïne. . . . .   o^{gr},10 centigr.
> Eau distillée.. . . . .   10 cent. cubes.

De 1 à 2 cent. cubes dans chaque point, jusqu'à concurrence de 10, pour l'ensemble des points douloureux.

Les injections ne seront pas prolongées pour éviter de rendre le malade cocaïnomane.

D'autre part, la cocaïne en dehors de son avantage thérapeutique peut avoir un intérêt pour le diagnostic : si l'injection ne produit pas de soulagement, Pitres et Verger en concluent que l'on est en présence d'une radiculite.

L'antipyrine (G. Sée) pourra donner d'excellents résultats, à dose massive ; pour cette raison elle sera d'un usage restreint, car, trop souvent, on est obligé d'augmenter progressivement les doses, et dans ces conditions des phénomènes d'intoxication pourraient se montrer.

Le pyramidon n'a pas fait suffisamment ses preuves en injections hypodermiques pour être employé de préférence.

Les agents irritatifs ou destructeurs, comme le chloroforme, l'acide osmique, l'acide phénique, l'éther ont à tour de rôle donné des résultats intéressants dans le traitement de la sciatique.

Parmi ceux-ci on a recommandé l'acide osmique (Reuter) et le nitrate d'argent, nous n'en parlerons point étant donné les dangers de ces injections.

D'autres substances, comme l'éther (Lereboullet) et le chloroforme, méritent, au contraire de retenir l'attention : appliquées sagement elles produisent un soulagement remarquable.

L'éther, le chloroforme s'injectent loco dolenti en ayant soin de faire toujours une injection profonde car l'injection superficielle peut causer des escarres.

Le chloroforme a été injecté pour la première fois par Besnier à l'état pur jusqu'à la dose de $1^{gr},20$ au point le plus sensible ; on l'associe aujourd'hui à des substances huileuses (huile de vaseline) à parties égales.

Une autre association heureuse du chloroforme est celle qui consiste à lui adjoindre le gaïacol ; ce dernier possède en effet une action anesthésiante ; on formulera :

> Chloroforme. . . . . 10 parties.
> Gaïacol. . . . . 6 parties.
> à tenir à l'abri de la lumière.

On injecte en moyenne 30 gouttes de ce mélange au niveau des points douloureux, le plus profondément possible.

Il faut éviter de pousser l'injection dans une veine ou une artère : on attendra quelques secondes pour voir si le sang ne sort pas du pavillon de l'aiguille, après quoi on poussera lentement le piston.

Il peut se produire des nodules qui durent environ 48 heures et qui disparaissent sans inconvénient.

Ces injections peuvent être faites tous les 2 ou 3 jours au point le plus douloureux, mais dans les sciatiques plus intenses on peut en faire plusieurs, tous les jours dans des points différents.

Au bout de la 3e à la 4e série on observe généralement la guérison ou tout au moins une notable amélioration[1].

Le bleu de méthylène jouit également de propriétés analgésiantes d'après Ehrlich et Lipman, en injection sous-cutanée :

```
Bleu de méthylène..  .   .   .   .   .   .   .    1 gramme.
Eau.   .   .   .   .   .   .   .   .   .   .   .   .   50    —
Injecter de 1 c. c. à 4 c. c. par jour.
```

Comme le gaïacol chloroformé il produit des nodules qui demandent un certain temps à se résorber, aussi certains auteurs l'administrent-ils de préférence par la bouche. On le donne alors à la dose de *o,20 centigrammes par jour en 4 cachets* et en capsules de gélatine On préviendra les malades qu'ils auront des urines colorées.

Le salicylate de soude conseillé par le Professeur Bouchard amène une sédation de la douleur en injections hypodermiques au point douloureux. Parfois ce traitement est douloureux.

1. *Presse médicale*, 24 avril 1897, p. 188.

Le glycérophosphate de soude en injection (ainsi que le conseille le Professeur Robin) à la dose de 2 à 4 centimètres cubes injecté profondément est un agent thérapeutique utile et d'action rapide dans les sciatiques récentes.

Nous venons de passer en revue les injections hypodermiques superficielles, mais dans un grand nombre de cas on a pu faire des injections profondes *intra-nerveuses* ou *juxta-nerveuses*.

Il est important lorsque l'on envisage cette méthode de traitement de distinguer entre les nerfs moteurs et les nerfs sensitifs, or le nerf sciatique étant un nerf sensitivo-moteur on pourra injecter des substances analgésiantes, mais non destructrices[1].

C'est ainsi que l'alcool sera évité ainsi que l'acide phénique et le chloroforme, car les cas rapportés par Brissaud, Sicard et Thanon[2], montrent suffisamment les inconvénients de cette méthode destructrice : dans deux cas, à la suite d'injection d'alcool, une paralysie des membres inférieurs survint, avec abolition de la contractilité faradique et voltaïque. Il faut donc d'une manière générale donner la préférence aux injections de sérum artificiel, pur, ou additionné de cocaïne ou de stovaïne.

1. P. Lévy et A. Baudouin, Les névralgies et leur traitement. Baillière. *Actualités médicales*, 1909, p. 67.

2. Brissaud, Sicard, Thanon, *Société de neurologie*, 2 mai 1907.

Pour atteindre le nerf, il faut prendre des points de repères ; on donne généralement pour trouver le sciatique au sortir de la grande échancrure, plusieurs procédés, les uns basés sur la recherche de l'épine sciatique (Malgaigne, Richet), les autres, sur le repérage des saillies osseuses voisines : Brissaud, Sicard et Thanon marquent le trochanter, l'ischion et l'articulation sacro-coccygienne, le sujet étant couché sur le côté, la jambe et la cuisse à moitié fléchies ; une ligne réunissant l'articulation sacro-coccygienne au trochanter est menée et l'aiguille est enfoncée sur celle-ci à 2 travers de doigt de la tubérosité ischiatique.

Fernand Lévy et A. Baudouin procèdent de la manière suivante : ils plongent l'aiguille à un pouce en dehors de l'union du tiers interne et de deux tiers externe d'une ligne allant de l'articulation sacro-coccygienne au bord postéro-externe du grand trochanter[1].

L'injection est faite profondément avec une aiguille de 8 à 10 centimètres et, suivant le degré d'adiposité du sujet, il faut l'enfoncer plus ou moins profondément. On reconnaîtra que l'aiguille touche le nerf lorsque le malade se plaint de douleurs obtuses ressenties dans tout le membre inférieur et le gros orteil.

1. Fernand Lévy et A. Baudouin, *loco citato*, p. 68.

On pousse par cette aiguille le sérum artificiel seul ou combiné à un anesthésique à la dose de 3o à 4o centimètres cubes.

On peut dépasser ces doses : Schlacht, Lange, Alexander vont jusqu'à 15o centimètres cubes. Ces doses occasionnent parfois de la température. Immédiatement après l'injection la douleur provoquée par l'aiguille disparaît ; de même les crises douloureuses de la sciatique cessent après 3 ou 4 injections.

INJECTIONS INTRARACHIDIENNES

Ce mode de traitement trouve son indication dans tous les cas où la symptomatologie révèle une topographie des troubles sensitifs, à disposition radiculaire.

C'est, en effet, dans le but d'atteindre les origines radiculaires du nerf sciatique, que l'on se propose d'anesthésier, que la voie intrarachidienne est choisie.

*
* *

Ces injections peuvent être faites de deux façons : les unes dans l'espace sous-arachnoïdien les autres dans le canal épidural.

A. *Injections sous-arachnoïdiennes.* — C'est grâce à ces

injections intrarachidiennes que MM. Achard[1], Pierre Marie et Guillain[2] purent amener la disparition des douleurs dans un certain nombre de sciatiques. Il en fut de même dans les cas de Courtois-Suffit et Armand Delille[3], Achard et Laubry[4], Marinesco[5], etc.

Le procédé opératoire est le suivant : après l'asepsie de la peau à l'eau et au savon, à l'alcool et éther ou après badigeonnage de teinture d'iode, on cherche sur le sujet, assis sur le bord du lit, la pointe de la 4e apophyse épineuse lombaire, à ce niveau on glisse l'aiguille le long du bord du doigt à un centimètre de la ligne des apophyses épineuses ; l'aiguille est dirigée d'abord perpendiculairement puis légèrement en dedans, en haut et en avant, si l'on est dans l'espace sous-arachnoïdien on voit sourdre le liquide par le pavillon.

Le malade peut être couché latéralement au lieu d'être assis et pour repérer l'apophyse épineuse on joint par une ligne virtuelle les deux crêtes iliaques, l'apophyse de la 4e lombaire se trouve sur le milieu de cette ligne.

La quantité de liquide injecté est égale le plus souvent à

1. Achard, *Soc. de neurologie,* 7 mars 1901.
2. P. Marie et Guillain, *Soc. méd. des hôp.,* 19 avril 1901.
3. Courtois-Suffit et Armand Delille, *Soc. méd. des hôp.,* 26 avril 1901.
4. Achard et Laubry, L'injection intravertébrale de cocaïne en thérapeutique, *Société médicale des hôpitaux,* 1901.
5. Marinesco, *Rev. neurol.,* 1902.

1 centimètre cube contenant 0,01 centigramme de cocaïne.
La solution est formulée ainsi :

> Chlorhydrate de cocaïne.. . .   0,10
> Eau distillée bouillie. .   .   .   .   q. s p. 10 cent. cubes.

Le malade doit rester couché après l'injection, Guinard préconise le liquide céphalo-rachidien comme véhicule.

Ravaut et Aubourg ont fait ces injections avec une solution ayant une tension osmotique voisine de celle du liquide céphalo-rachidien, comme dans la solution suivante :

> Chlorhydrate de cocaïne.. . .   2 grammes.
> Chlorure de sodium. .   .   .   .   0^{gr},15 centigr.
> Eau distillée bouillie.. .   .   .   q. s. p. 50 cent. cubes.
> Chaque centimètre cube contient 0^{gr},04 centigr. de cocaïne.

L'injection de cocaïne ne sera faite qu'après avoir laissé écouler 2 centimètres cubes de liquide céphalo-rachidien.

La stovaïne remplace aujourd'hui (Bribon, Lefiliatre) dans nombre de cas, la cocaïne.
On peut formuler de la façon suivante :

> Stovaïne.. .   .   .   .   0,20 à 0^{gr},50 centigr.
> Eau distillée bouillie. .   .   .   .   10 cent. cubes.

S'inspirant des recherches de Sulzer sur l'action sédative du *sulfate de magnésium*, G. Marinesco et V. Gradinesco ont employé les injections intra-rachidiennes de sulfate de magnésium, dans un cas de sciatique névralgie datant de dix jours. Ces injections sont faites avec une solution à 25 pour 100, à la dose de 1 centimètre cube pour 12 kilogrammes de poids corporel.

Ces injections ont une action sédative après exacerbation momentanée des douleurs.

Ces injections peuvent provoquer une rétention passagère des urines ou des phénomènes de narcose ou avec paraplégie durant environ 48 heures.

Quel que soit l'intérêt de ces injections rachidiennes, elles constituent un procédé opératoire délicat, du fait de la ponction elle-même, et en outre non exempt d'accidents.

Ceux-ci sont rares à la vérité, mais leur existence doit faire préférer une autre technique.

B. *Injections épidurales.* — Cette seconde méthode est représentée par l'emploi de *l'injection épidurale* : Sicard[1] et Cathelin[2] ont fait simultanément connaître ce procédé qui ne compte plus maintenant ses nombreux succès et qui rallie la majorité des auteurs. Parmi les premiers : nous citerons MM. Widal[3], Souques[4], Bro-

1. Sicard, *Soc. biol.*, 20 avril 1901.
2. Cathelin, *Soc. biol.*, 27 avril 1901. *Th.*, Paris, 1902.
3. Widal, Traitement des douleurs vésicales et intercostales par la méthode d'analgésie épidurale de Sicard, *Soc. méd. des hôp.*, 10 mai 1901.
4. Souques, Sciatique traitée et guérie par injection épidurale de cocaïne, 28 juin 1901. *Soc. méd. des hôpitaux.*

card, Chipault, Leri et Du Pasquier[1], Achard et Laubry[2].

La technique est la suivante :

Dans l'hiatus sacro-coccygien ayant la forme d'un V renversé, limité en bas et latéralement par les deux tubérosités inférieures du sacrum et en haut par l'extrémité inférieure de la crête sacrée, on enfonce d'abord perpendiculairement à la peau une aiguille de 4 à 5 centimètres.

En enfonçant l'aiguille on sent qu'on franchit un plan résistant constitué par le ligament sacro-coccygien. Celui-ci étant franchi on abaisse le pavillon parallèlement à l'axe médian du corps et l'on pousse la pointe en haut dans le canal rachidien de 3 à 4 centimètres.

Il est évident que cette piqûre est faite après tous les soins habituels d'asepsie.

Le malade est couché sur le ventre ou mieux sur le côté, le dos et la tête fortement pliés en avant, les cuisses fléchies sur l'abdomen.

Après l'injection du liquide, l'aiguille est retirée et l'on applique au point de la piqûre une mince couche de collodion.

L'injection sera faite lentement et progressivement. Le liquide vient se loger entre la dure-mère et le périoste du

---

1. *Société de biologie*, 6 juillet 1901.
2. Achard et Laubry, *loc. cit.*

canal rachidien et du fait de l'exiguïté de cet espace, il se répartit en hauteur et s'infiltre dans les trous de conjugaison, le long des racines.

Par ces procédés on peut agir de deux façons, soit, d'une manière purement mécanique, soit, en faisant intervenir un anesthésique.

Si l'on désire produire l'analgésie on emploiera la cocaïne en solution à 1/100 dont on injectera 1, 2, 3 centimètres cubes, ou la stovaïne qui permet d'élever ces doses.

Si l'on veut agir, surtout mécaniquement, on emploiera le sérum artificiel dont on pourra injecter 10 à 20 centimètres cubes chaque fois. Ce sérum sera employé pur ou additionné de cocaïne ou de stovaïne. Ce liquide agirait d'après Cathelin, grâce à la compression qu'il exercerait sur les racines. Il nous semble que l'on doit également attribuer les bons effets de ces injections à la distension du tissu fibreux qui dans certains cas enclave les racines malades, ce qui revient à opérer un débridement des racines.

En dehors de cette action purement mécanique, il va de soi que l'analgésique employé garde toute sa valeur.

Brissaud, Albarran ont préconisé les injections d'antipyrine par la voie épidurale.

Les malades supportent généralement très bien ces injections épidurales. Si immédiatement après, ils ressentent souvent un léger engourdissement ou des fourmillements dans les membres inférieurs, ou quelques heures après, un peu de sensibilité de la région sacrolombaire, on n'a enregistré aucun inconvénient sérieux.

La douleur de la sciatique diminue immédiatement et parfois même disparaît, elle revient généralement au bout d'un certain temps, mais atténuée.

La répétition des injections épidurales amène la guérison dans les sciatiques récentes[1] ; mais dans les sciatiques rebelles et anciennes on ne peut obtenir qu'une amélioration.

Les résultats sont nuls dans les cas très avancés, dans les sciatiques par compression et chez les hystériques (Grasset). Cependant MM. Caussade et Queste ont obtenu de nombreuses guérisons de sciatiques invétérées et rebelles en pratiquant les injections épidurales de cocaïne ou de stovaïne, variant entre 1 et 10 centigrammes de substance active, par injections à des intervalles de 4, 5, 6, 8 jours, suivant les phénomènes observés[2].

Citons enfin le procédé de Jaboulay qui consiste à injecter dans la loge rétro-rectale soit de l'air, soit du sérum

---

1. Grasset, Thérapeutique des maladies du sujet nerveux.

2. Caussade et Queste, Traitement de la névralgie sciatique par la méthode de Sicard, résultats favorables même dans les cas chroniques, par la cocaïne à doses élevées et répétées à intervalles rapprochés. *Société médicale des hôpitaux,* 24 décembre 1909.

physiologique, dans le but de distendre les filets sympathiques qui se rendent au nerf sciatique.

Traitement chirurgical. — Lorsque le diagnostic sera en faveur d'une sciatique par compression, l'idée de l'intervention chirurgicale s'imposera à l'esprit, mais l'intervention nous semble devoir être discutée encore dans des cas différents ne relevant pas de la compression.

Toutes les fois que les phénomènes douloureux ont résisté au traitement médical, que les troubles trophiques sont intenses, que la motricité du membre est compromise, cette intervention pourra se proposer de modifier la vitalité du nerf sciatique.

C'est ainsi que les chirurgiens ont pu obtenir des succès par trois méthodes différentes.

1° Dans les cas où les varices sont soupçonnées, c'est par l'ablation du paquet variqueux que l'on provoquera la guérison. Cette intervention, bien réglée depuis les publications sur ce sujet du Professeur Quénu, donne dans la plupart des sciatiques variqueuses de bons résultats.

2° En dehors de ce procédé, il existe un certain nombre de manuels opératoires destinés à modifier la nutrition du nerf; un des plus intéressants conseillé par Delagenière et Gérard Marchand consiste dans le *hersage du nerf*. Celui-ci est dénudé et libéré des tissus environnants sur une certaine étendue.

3° *L'élongation* du sciatique est un procédé qui date de 1869 et rend surtout des services dans les cas anciens.

Dans certains cas, la libération du sciatique, mis en dehors de son canal osseux et appliqué sur les parties molles donna à Bardenhauer[1] des résultats heureux.

Sv. Hornemann[2] a traité 14 cas de sciatiques par la tension sanglante, 9 furent guéris au bout d'un certain temps et 5 très soulagés immédiatement de leurs douleurs.

Par la libération du sciatique des adhérences qui l'entouraient, Pers[3] a vu la cessation des douleurs, dans la majorité des cas.

De ce qui précède on voit combien complexe est le traitement de la sciatique.

Précisément parce qu'il n'existe pas une sciatique, mais des formes nombreuses de douleurs sciatiques et notamment encore un nombre infini de malades, porteurs de sciatiques.

Il conviendra donc de viser la douleur sciatique elle-même, mais aussi la constitution du terrain sur lequel évolue cette affection, chaque malade répondant différemment à la série des analgésiques que l'on pourra administrer.

1. 24° Congrès allemand de médecine, Wiesbaden, 1907.
2. Sv. Hornemann, *Ugeskrift für Lager*, 1908, p. 417.
3. Alf. Pers, *Hospitalstidende*, 1908, p. 609, 658, 782.

Ces réserves faites il convient d'adopter dans le traitement de la sciatique une ligne de conduite méthodique qui s'inspirera du diagnostic lui-même.

Tout d'abord, après avoir établi autant que possible le diagnostic étiologique, permettant d'appliquer le traitement rationnel, on s'efforcera de diriger un traitement symptomatique, soit par l'administration d'un des analgésiques cités plus haut, soit encore en variant l'administration des analgésiques, car leur succession a souvent réussi là, où un seul analgésique restait impuissant.

Les révulsifs pourront de même remplacer ceux-ci au cours du traitement, et c'est ainsi que dans chaque cas particulier on pourra donner la préférence d'abord à la teinture d'iode, aux applications chaudes, puis si cela est insuffisant on montera la série des révulsifs pour n'atteindre qu'en dernier lieu les pointes de feu ou les vésications.

Les analgésiques seront d'abord employés localement sur la peau, puis, si la sciatique persiste, en injections hypodermiques, enfin en injections profondes intra ou juxtanerveuses.

Ce n'est que dans les cas rebelles qu'on s'adressera à la voie épidurale et finalement au traitement chirurgical.

Néanmoins, dans bien des cas cette progression pourrait être abrégée : dans les sciatiques à topographie radiculaire, après un essai sérieux du traitement spécifique mixte, si

les phénomènes douloureux persistent, c'est par la voie
épidurale que l'on tentera le soulagement de ces malades,
de même que dans bon nombre de sciatiques tronculaires,
on calmera rapidement les douleurs par les injections de
sérum artificiel aux points douloureux.

TABLE DES MATIÈRES

Portion rachidienne. — Portion pelvienne. — Portion tronculaire.
— Lieux d'élection pour les injections mercurielles. — Points
de Valleix.

Atrophie musculaire. — Adipose locale. — Étude expérimentale
de l'adipose locale.

Rôle de l'âge ; des conditions générales ; des maladies infectieuses :
blennorrhagie, syphilis, tuberculose, paludisme ; des auto-in-
toxications ; des agents externes. — Les sciatiques réflexes.

L'accès douloureux. — Troubles de la démarche. — Attitudes
vicieuses. — Scolioses. — Pathogénie des scolioses sciatiques.
— Autres déformations du rachis dans la sciatique. — Examen
du membre malade. — Recherche du signe de Lasègue. —
Signe controlatéral.

Troubles musculaires. — Atrophie musculaire. — Examen des
réflexes. — Examen électrique. — Troubles trophiques. — Recherche de l'adipose locale. — Troubles de la thermométrie.

MASSON ET Cie, ÉDITEURS
LIBRAIRES DE L'ACADÉMIE DE MÉDECINE
120, BOULEVARD SAINT-GERMAIN, PARIS — VI° ARR.

N° 722.   Mars 1913.

PUBLICATIONS MÉDICALES RÉCENTES

Nouveau Traité de
PATHOLOGIE GÉNÉRALE
PUBLIÉ PAR

CH. BOUCHARD	G.-H. ROGER
Professeur honoraire de pathologie générale à la Faculté de Paris, Membre de l'Académie des Sciences et de l'Académie de Médecine.	Professeur de pathologie expérimentale à la Faculté de Paris, Membre de l'Académie de Médecine. Médecin de l'Hôtel-Dieu.

Vient de paraître :

Tome I. 1 vol. gr. in-8° de 909 *p.,
relié toile. . . . . .* **22** fr.

COLLABORATEURS DU TOME I :

CH. ACHARD ; J. BERGONIÉ. ; P.-J. CADIOT et H. ROGER ; P. COURMONT ; M. DUVAL et P. MULON; A. IMBERT ; J.-P. LANGLOIS ; P. LE GENDRE ; F. LEJARS; P. LENOIR ; TH. NOGIER ; H. ROGER ; P. VUILLEMIN.

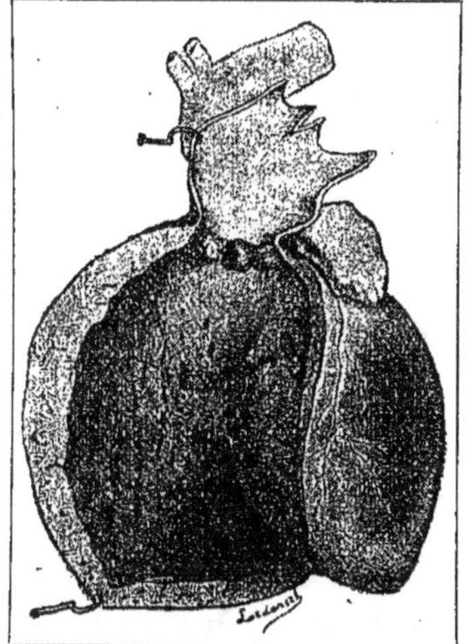

CONDITIONS DE PUBLICATION

Le **Nouveau Traité** *sera pu-blié en* **quatre volumes élé-gamment reliés.** *Chaque tome sera vendu séparément et le prix en sera fixé selon l'étendue des matières. Jusqu'à la publi-cation du tome II, il est accepté des* **souscriptions à l'ou-vrage complet** *au prix de* . . . . **88** fr.

La librairie envoie gratuitement et franco de port les catalogues suivants à toutes les personnes qui en font la demande : — Catalogue général avec table générale analytique. — Catalogue des ouvrages d'enseignement.
Les livres de plus de **5** francs *sont expédiés franco au prix du Catalogue.*
Les volumes de 5 francs et au-dessous sont augmentés de 10 o|o *pour le port.*
Toute commande doit être accompagnée de son montant.

COLLECTION DE PRÉCIS MÉDICAUX *(Suite)*

Vient de paraître :

Microscopie. *Technique. expérimentation, diagnostic,* par M. **LANGERON**, préparateur à la Faculté de Médecine de Paris, chef des travaux de parasitologie à l'Institut de Médecine Coloniale ; Préface du professeur **R. Blanchard**.

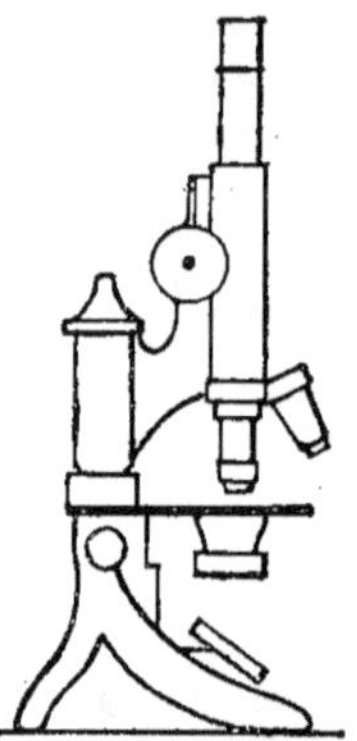

1 vol., 751 pages (*270 figures*) . . . . . **10** fr.

Cet ouvrage contient condensés pour les étudiants et tous ceux qui travaillent au laboratoire ce qu'il faut savoir du Microscope, de sa technique, des procédés de préparation, de conservation et de récolte des objets d'examen. Il servira également aux étudiants, aux médecins, aux zoologistes et aux botanistes.

Diagnostic médical et Exploration clinique, par P. **SPILLMANN**, P. **HAUSHALTER**, professeurs, et L. **SPILLMANN**, agrégé à la Faculté de Nancy, 2° *éd.* (*181 fig.*). . . . . . . **8** fr.

Médecine infantile, par P. **NOBÉCOURT**, agrégé à la Faculté de Paris. 2° *éd.* (*136 fig.,* 2 *planches*). **14** fr.

Chirurgie infantile, par **KIRMISSON**, prof. à la Fac. de Paris, 2° *éd.* (*475 fig.*). **12** fr.

Médecine légale, par **LACASSAGNE**, Pʳ à l'Université de Lyon, 2° *édition* (*112 fig. et 2 pl.*). **10** fr.

Ophtalmologie, par V. **MORAX**, ophtalmologiste de l'hôpital Lariboisière (2° *édition, sous presse*).

Dermatologie, par J. **DARIER**, médecin de l'hôpital Broca. (*122 figures*). . . . . **12** fr.

Pathologie exotique, par E. **JEANSELME**, agrégé à la Faculté de Paris, et E. **RIST**, médecin des hôpitaux (*160 fig. et 2 planches*) . . . . **12** fr.

Thérapeutique et Pharmacologie, par A. **RICHAUD**, professeur agrégé à la Faculté de Paris, 2° *édition* . . . . **12** fr.

COLLECTION DE PRÉCIS MÉDICAUX *(Suite)*

Précis de Pathologie Chirurgicale

par MM. BEGOUIN, BOURGEOIS, PIERRE DUVAL, A. GOSSET,
JEANBRAU. LECÈNE, LENORMANT, R. PROUST. TIXIER, complet, 4 volumes in-8, cartonnés toile anglaise . . **40 fr.**

Ouvrage complet en vente :

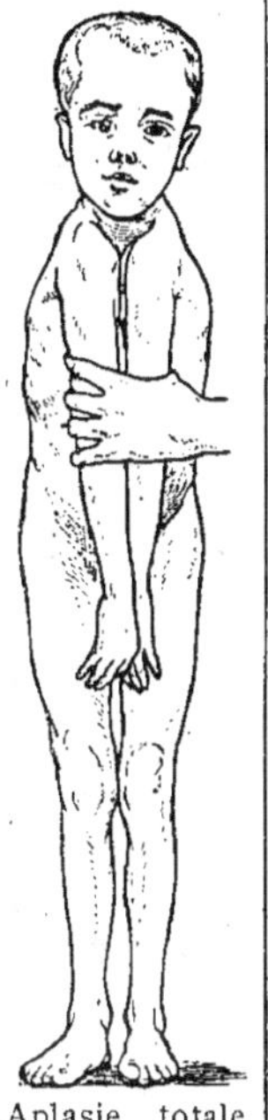

Aplasie totale des clavicules.

TOME I. — **Pathologie chirurgicale générale, Maladies générales des Tissus, Crâne et Rachis,** par MM. **P. LECÈNE, R. PROUST**, Prof. agrégés à la Faculté de Paris et **L. TIXIER**, Prof. agrégé à la Faculté de Lyon. (*349 figures*). . . **10** fr.

TOME II.— **Tête, Cou, Thorax,** Par MM. **H. BOURGEOIS**, Oto-rhino-laryngologiste des Hôpitaux de Paris, et **CH. LENORMANT**, Professeur agrégé à la Faculté de Paris. (*312 figures*) . . . . **10** fr.

TOME III. — **Glandes mammaires, abdomen,** par MM. **P. DUVAL, GOSSET, LECÈNE, LENORMANT**, Professeurs agrégés à la Faculté de Paris. (*352 figures*) . . . . . . **10** fr.

TOME IV. — **Organes génito-urinaires, Fractures et Luxations, Affections des Membres.** par MM. **P. BÉGOUIN**, professeur à la Faculté de Bordeaux, **E. JEANBRAU, R. PROUST, L. TIXIER**, professeurs agrégés aux Facultés de Montpellier, Paris et Lyon (*429 figures*). . . . . **10** fr.

CHARCOT — BOUCHARD — BRISSAUD
Traité de Médecine

PUBLIÉ SOUS LA DIRECTION DE MM.

BOUCHARD | **BRISSAUD**
Prof. à la Fac. de Paris, Membre de l'Institut. | Prof. à la Faculté de Médecine de Paris.

10 volumes grand in-8°, avec figures dans le texte (2ᵉ *édition*) . **160** fr.

Vendus séparément : Tomes I, II, III et IV, chacun **16** fr.; *T. V,* **18** fr; *T. VI, VII, VIII, chacun* **14** fr.; *T. IX et X, chacun* **18** fr.

MANUEL
de Pathologie Interne

Par G. DIEULAFOY

Professeur de clinique médicale à la Faculté de Médecine de Paris,
Médecin de l'Hôtel-Dieu, Membre de l'Académie de Médecine.

Seizième édition, entièrement refondue. 4 vol. in-16 avec figures en noir et en couleurs, cart. à l'anglaise. . . . . **32 fr.**

HUITIÈME ÉDITION, REVUE ET AUGMENTÉE

FORMULAIRE ✿ ✿ ✿ ✿ ✿ ✿ ✿ ✿
✿ ✿ ✿ ✿ ✿ ✿ ✿ THÉRAPEUTIQUE

CONFORME AU CODEX DE 1908

PAR MM.

G. LYON
Ancien chef de clinique
à la Faculté de Médecine
de Paris

P. LOISEAU
Ancien préparateur
à l'École supérieure de Pharmacie
de Paris

AVEC LA COLLABORATION DE MM.

L. DELHERM | **Paul-Émile LÉVY**

1 vol. in-18 tiré sur papier indien très mince, relié maroquin souple. **7 fr.**

HUITIÈME ÉDITION, REVUE ET AUGMENTÉE

DU

Traité élémentaire ✿ ✿ ✿ ✿ ✿ ✿ ✿
✿ ✿ de Clinique Thérapeutique

Par le Dr Gaston LYON

Ancien chef de clinique médicale à la Faculté de Médecine de Paris

1 vol. grand in-8° de XII-1791 pages, relié toile anglaise. . . **25 fr.**

===== MASSON ET Cie, ÉDITEURS =====

G.-M. DEBOVE
Doyen de la Faculté de Médecine, Membre de l'Académie de Médecine.

Ch. ACHARD	**J. CASTAIGNE**
Professeur agrégé à la Faculté,	Professeur agrégé à la Faculté,
Médecin des hôpitaux.	Médecin des hôpitaux.

Manuel des
Maladies du Foie ✦ ✦ ✦
✦ ✦ ✦ et des Voies Biliaires

Par J. CASTAIGNE et M. CHIRAY

1 *vol. de* 884 *pages avec* 300 *figures dans le texte* . . . . **20** *fr.*

Manuel des
Maladies du Tube digestif

Tome I : *BOUCHE, PHARYNX, OESOPHAGE, ESTOMAC*

par G. PAISSEAU, F. RATHERY, J.-Ch. ROUX

1 *vol. grand in-8° de* 725 *pages, avec figures dans le texte* . . **14** *fr.*

Tome II : *INTESTIN, PÉRITOINE, GLANDES SALIVAIRES*
PANCRÉAS

par M. LOEPER, Ch. ESMONET, X. GOURAUD, L.-G. SIMON, L. BOIDIN et F. RATHERY

1 *vol. grand in-8° de* 810 *pages, avec* 116 *figures dans le texte.* **14** *fr.*

Traité Élémentaire
de Clinique Médicale

PAR

G.-M. DEBOVE

Doyen honoraire de la Faculté de Médecine, membre de l'Académie de Médecine.

ET

A. SALLARD

Ancien interne des Hôpitaux de Paris.

1 *vol. grand in-8° de* 1296 *pages, avec* 275 *figures, relié toile.* **25** *fr.*

G.-M. DEBOVE
Doyen de la Faculté de Médecine, Membre de l'Académie de Médecine.

Ch. ACHARD
Professeur agrégé à la Faculté,
Médecin des hôpitaux.

J. CASTAIGNE
Professeur agrégé à la Faculté,
Médecin des hôpitaux.

Manuel des
Maladies de la Nutrition
et Intoxications

par L. BABONNEIX, J. CASTAIGNE, Abel GY, F. RATHERY
1 vol. grand in-8° de 1082 pages, avec 119 figures dans le texte. **20 fr.**

Ce livre est la mise au point par les auteurs les plus compétents de nos connaissances sur les *Troubles de la Nutrition* et les diverses *Intoxications*. On y trouvera l'exposé de l'anatomie pathologique, l'étiologie, les symptômes, l'examen clinique, le diagnostic et le traitement de ces maladies. La première partie est consacrée aux *Rhumatismes*. La seconde aux *maladies de la nutrition : obésité, maigreur, goutte, etc.* La troisième traite des *Intoxications : alcoolisme, saturnisme, hydrargyrisme, etc.*

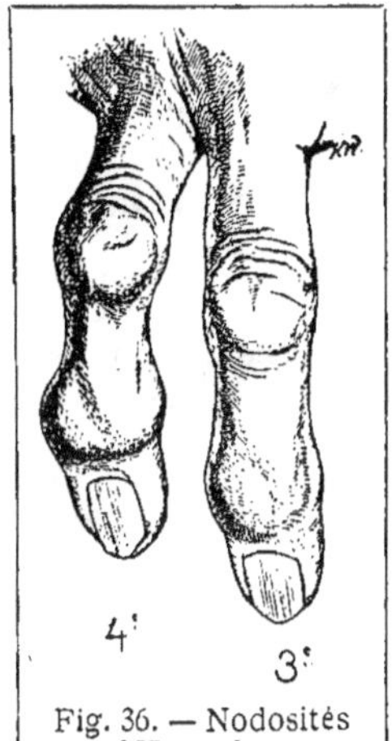

Fig. 36. — Nodosités d'Heberden.

Aide-Mémoire de
Thérapeutique,

par **G.-M. DEBOVE**, Doyen honoraire de la Faculté de Médecine, membre de l'Académie de Médecine, **G. POUCHET**, professeur de Pharmacologie et Matière médicale à la Faculté de Médecine, Membre de l'Académie de Médecine, et **A. SALLARD**, Ancien interne des Hôpitaux de Paris.

2° ÉDITION CONFORME AU CODEX DE 1908
1 vol. in-8° de VIII-911 pages, imprimé sur 2 colonnes, relié toile. **18 fr.**

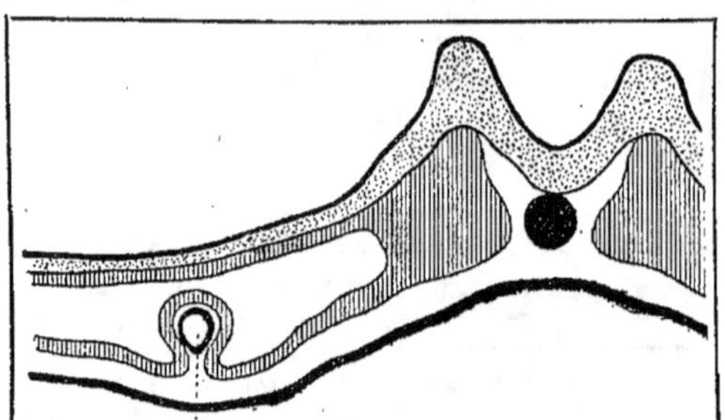

Fig. 64. — Schéma d'un embryon montrant la formation des tubes vasculaires cardiaques.

MASSON ET Cie, ÉDITEURS

Vient de paraître :

Notions pratiques ✦ ✦ ✦ ✦ ✦
✦ ✦ ✦ ✦ ✦ ✦ d'Electricité

à l'usage des Médecins

Avec renseignements spéciaux pour les
Oto-Rhino-Laryngologistes.

Par M. LERMOYEZ

Membre de l'Académie de Médecine,
Médecin des Hôpitaux de Paris.

1 *vol. gr. in-8 de 863 pages avec 126 fig.,*
relié toile. . . . . **20 fr.**

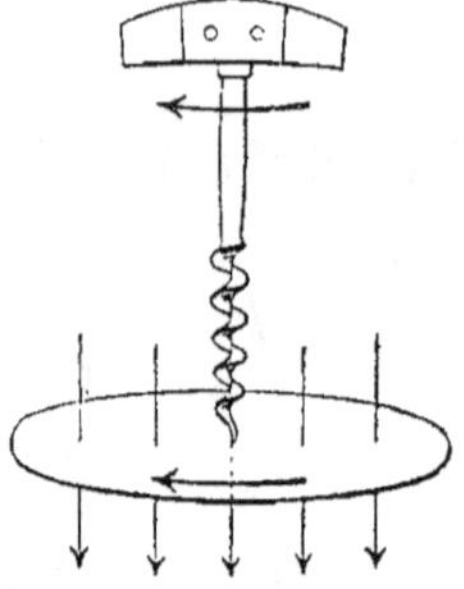

Fig. 184. — Schéma de la
règle de Maxwell.

Cet ouvrage est divisé en 10 sections qui traitent du courant électrique : du magnétisme ; de la mesure, distribution, production, accumulation, réception de l'énergie ; des installations électro-médicales portatives et fixes : de l'éclairage et du chauffage.

Précis de ✦ ✦ ✦ ✦   *Vient de paraître :*
✦ ✦ ✦ Radiodiagnostic

Par le Dr JAUGEAS
Assistant de radiographie à l'hôpital Saint-Antoine,
Chef de Laboratoire de radiologie du Dr Béclère,
PRÉFACE DU Dr BÉCLÈRE, MEMBRE DE L'ACADÉMIE DE MÉDECINE

1 *vol. in-8 de 437 pages, nombreuses figures et 48 planches hors texte, relié toile.* . . . . **16 fr.**

Les planches hors texte et les schémas ont été multipliés dans l'ouvrage. — Ce volume expose d'abord les règles d'une installation radiographique et le maniement des instruments. Il étudie ensuite les applications et montre, par

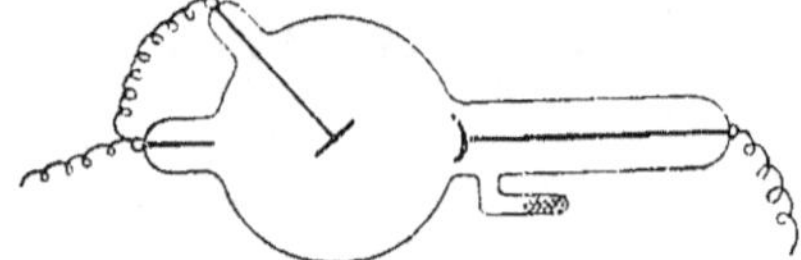

Fig. 11. — Ampoule à potasse.

des épreuves radiographiques et des schémas, les caractères sous lesquels apparaissent à l'état normal les régions explorées. Une 3e partie est réservée aux applications cliniques.

OUVRAGE COMPLET

Abrégé d'Anatomie

PAR

P. POIRIER
Professeur d'Anatomie
à la Faculté de Médecine de Paris.

A. CHARPY
Professeur d'Anatomie
à la Faculté de Médecine de Toulouse.

B. CUNÉO
Professeur agrégé à la Faculté de Médecine de Paris.

TOME I. — EMBRYOLOGIE — OSTÉOLOGIE — ARTHROLOGIE — MYOLOGIE.

TOME II. — CŒUR — ARTÈRES — VEINES — LYMPHATIQUES — CENTRES NERVEUX — NERFS CRANIENS — NERFS RACHIDIENS.

TOME III — ORGANES DES SENS — APPAREIL DIGESTIF ET ANNEXES — APPAREIL RESPIRATOIRE — CAPSULES SURRÉNALES — APPAREIL URINAIRE — APPAREIL GÉNITAL DE L'HOMME — APPAREIL GÉNITAL DE LA FEMME — PÉRINÉE — MAMELLES — PÉRITOINE.

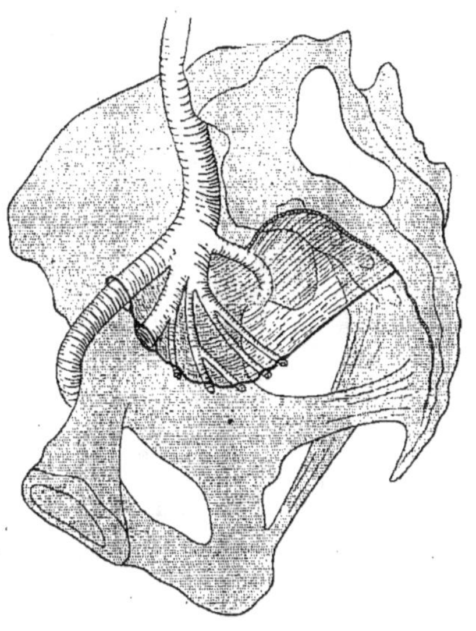

Fig. 953. — Schéma de la gaine hypogastrique (d'après Marcille).

3 *volumes in-8°, formant ensemble 1620 pages avec 976 figures en noir et en couleurs dans le texte, richement reliés toile.* . . . . **50 *fr.***
Reliure spéciale dos maroquin. . . . . **55 *fr.***

P. POIRIER — A. CHARPY

Traité
d'Anatomie Humaine

Nouvelle édition, entièrement refondue par

A. CHARPY   ET   **A. NICOLAS**
Professeur d'Anatomie à la Faculté   Professeur d'Anatomie à la Faculté
de Médecine de Toulouse.   de Médecine de Paris.

O. Amoëdo — Argaud — A. Branca — R. Collin — B. Cunéo
G. Delamare — Paul Delbet — Dieulafé — A. Druault — P. Fredet
Glanlenay — A. Gosset — M. Guibé — P. Jacques
Th. Jonnesco — E. Laguesse — L. Manouvrier — P. Nobécourt
O. Pasteau — M. Picou — A. Prenant — H. Rieffel — Rouvière
Ch. Simon — A. Soulié — B. de Vriese — Weber.

L'ouvrage **complet** (5 tomes en 13 fascicules) est en vente au prix de **171** fr.

<hr>

COLLECTIONS

<hr>

L'ŒUVRE MÉDICO-CHIRURGICAL (Dr CRITZMAN, Directeur)

Suite de Monographies Cliniques
SUR LES QUESTIONS NOUVELLES
EN MÉDECINE, EN CHIRURGIE ET EN BIOLOGIE

Chaque Monographie est vendue séparément. . . . . **1** fr. **25**

Il est accepté des Abonnements pour une série de 10 Monographies consécutives au prix à forfait et payable d'avance de 10 francs pour la France
et 12 francs pour l'Etranger (port compris).

DERNIÈRES MONOGRAPHIES PUBLIÉES :

53. **Les Sulfo-éthers urinaires**, par H. LABBÉ et G. VITRY.
54. **Les injections mercurielles intra-musculaires dans le trai-
    tement de la Syphilis**, par le Dr A. LEVY-BING.
55. **Anticorps, antigènes et Méthode de déviation du Complé-
    ment** (*Le Mécanisme de l'Immunité*), par P.-F. ARMAND-DELILLE,
    ancien chef de clinique à la Faculté de Paris (*épuisé*).
56. **L'Anaphylaxie et les réactions anaphylactiques** (*Maladie du
    sérum ; cuti et ophtalmo-réaction à la tuberculine*), par le Dr
    P.-F. ARMAND-DELILLE (2e *tirage*).
57. **Les Sutures vasculaires**, par L. IMBERT, professeur, et J. FIOLLE,
    chef de clinique à l'Ecole de Médecine de Marseille.
58. **L'Hérédité normale et pathologique**, par le Pr CH. DEBIERRE.
59. **Traitement chirurgical de la Tuberculose pulmonaire**, par les
    Drs TUFFIER, professeur agrégé à la Faculté de Médecine de
    Paris, et J. MARTIN, chef de clinique chirurgicale à la Faculté
    de Montpellier.
60. **La Rachicentèse**, par MM. P. RAVAUT, médecin des hôpitaux de
    Paris, GASTINEL et VELTER, internes des hôpitaux de Paris.
61. **Les Métaux colloïdaux électriques en thérapeutique**, par
    MM. L. BOUSQUET et H. ROGER, chefs de clinique à la Faculté
    de Montpellier.
62. **De la Névralgie intercostale** (*Étude des symptômes accusés
    par les malades*), par le Dr W. JANOWSKI.
63. **Traitement du cancer inopérable**, par le Dr TUFFIER.
64. **La gymnastique respiratoire**, par le Dr P. DESFOSSES et
    Mme BURMAN-OBERG.
65. **De l'Incontinence d'Urine chez les enfants**, par le Dr D.
    COURTADE.
66. **Les Poisons Tuberculeux** et leurs rapports avec l'anaphylaxie
    et l'immunité, par le Dr P.-F. ARMAND-DELILLE.
67. **La Chirurgie des Vésicules séminales**, par les Drs J. et P. FIOLLE.
68. **Traitement actuel du rhumatisme blennorragique**, par E.
    CHAUVET.
69. **Les Vagues Utéro-Ovariennes**, par H. STAPFER.
70. **Le rôle de l'urée en pathologie**, par CH. ACHARD.
71. **La syphilis expérimentale** dans ses rapports avec la clinique,
    par H. GOUGEROT.

MASSON ET Cⁱᵉ, ÉDITEURS

Tableau
des Publications Périodiques

		Paris	France et Colonies	Union postale
		fr.	fr.	fr.
Annales de Chimie et de Physique.	*Mensuel.*	30 »	34 »	36 »
— de Dermatologie et de Syphiligraphie	*Mensuel.*	30 »	32 »	32 »
— de l'Institut Océanographique	*Plusieurs fasc.*	50 »	50 »	50 »
— de l'Institut Pasteur. . .	*Mensuel.*	18 »	20 »	20 »
— des Maladies de l'Oreille et du Larynx.	*Mensuel.*	20 »	20 »	25 »
— Médico-Psychologiques .	*Mensuel.*	25 »	25 »	30 »
— de Paléontologie.	*Quatre numéros.*	25 »	25 »	30 »
— des Sciences naturelles. *Botanique* ou *Zoologie.* Chaque partie	*Douze numéros.*	30 »	32 »	32 »
L'Anthropologie.	*Tous les deux mois.*	25 »	27 »	28 »
Archives d'Anatomie microscopique	*4 Fascicules.*	50 »	50 »	50 »
— d'Anthropologie criminelle.	*Mensuel.*	24 »	24 »	27 50
— de Biologie.	*4 Fascicules.*	50 »	50 »	50 »
— de Médecine des Enfants.	*Mensuel.*	16 »	16 »	18 »
— de Médecine expérimentale et d'Anatomie pathologique.	*Tous les deux mois.*	30 »	32 »	34 »
Bulletin de l'Académie de Médecine.	*Hebdomadaire.*	15 »	18 »	20 »
— de la Société chimique de France	*Bimensuel.*	35 »	37 »	38 »
— et Mémoires de la Société de Chirurgie	*Hebdomadaire.*	18 »	20 »	22 »
— et Mémoires de la Société médicale des Hôpitaux.	*Hebdomadaire.*	25 »	26 »	28 »
— de la Société d'Anthropologie de Paris	*Tous les deux mois.*	12 »	14 »	15 »
— hebdomad. de Statistique municipale.	*Hebdomadaire.*	6 »	6 »	9 »
— de la Société française de Dermatologie	*Dix numéros.*	15 »	15 »	17 »
— de l'Institut Pasteur. . .	*Bimensuel.*	24 »	25 »	26 »
— du Muséum d'Histoire naturelle	*Huit numéros.*	15 »	15 »	16 »

MASSON ET Cie, ÉDITEURS

Tableau des Publications Périodiques (Suite).

		Paris	France et Colonies	Union postale
		fr.	fr.	fr.
Bulletin de la Sté d'Etudes scientifiques sur la Tuberculose	9 *Fascicules.*	8 »	8 »	10 »
— de la Sté de pathologie exotique	10 *Fascicules.*	14 »	14 »	16 »
— de la Société scientifique d'Hygiène alimentaire et de l'Alimentation rationnelle de l'Homme	*Tous les deux mois.*	25 »	27 »	28 »
Comptes rendus hebdomadaires des séances de la Société de Biologie	*Hebdomadaire.*	25 »	25 »	28 »
La Géographie. Bull. de la Sté de Géographie	*Mensuel.*	30 »	32 »	34 »
Hygiène scolaire.	*Trimestriel.*	4 »	4 »	4 »
Journal de Chirurgie.	*Mensuel.*	40 »	42 »	44 »
— de Physiologie et Pathologie générale.	*Tous les deux mois.*	35 »	35 »	40 »
— d'Urologie médicale et chirurgicale	*Mensuel.*	36 »	36 »	40 »
Lyon Chirurgical	*Mensuel.*	20 »	20 »	25 »
Mémoires de l'Académie de médecine	2 *Fascicules.*	20 »	20 »	22 »
La Nature, revue des Sciences. .	*Hebdomadaire.*	20 »	25 »	26 »
Nouvelles Arch. du Muséum d'Hist. naturelle	2 *Fascicules.*	40 »	40 »	40 »
Nouvelle Iconographie de la Salpêtrière	*Tous les deux mois.*	30 »	32 »	33 »
Œuvre médico-chirurgical. — Suite de 10 Monographies cliniques.		10 »	10 »	12 »
La Presse médicale.	*Bihebdomadaire*	10 »	10 »	15 »
Le Radium. La Radioactivité, les Radiations et l'Ionisation. . .	*Mensuel.*	25 »	28 »	32 »
Revue d'Hygiène et de Police sanitaire	*Mensuel.*	25 »	27 »	28 »
— d'Histologie.	*Plusieurs fascicules*	35 »	35 »	37 50
— de Gynécologie et de Chirurgie abdominale. . . .	*Tous les mois*	28 »	28 »	30 »
— Neurologique.	*Bimensuel.*	35 »	35 »	38 »
— Générale d'Ophtalmologie.	*Mensuel.*	20 »	22 »	22 50
— d'Orthopédie	*Tous les deux mois.*	15 »	17 »	18 »
— philanthropique.	*Mensuel.*	20 »	20 »	22 »
— de la Tuberculose	*Tous les deux mois.*	12 »	14 »	15 »

72366. — Imprimerie Lahure, 9, rue de Fleurus, à Paris.